あなたの歯は、なぜ削られてしまうのか？

神田中央通りいけむら歯科 院長
池村 和歌子

ご存知ですか？
身体の健康は口内環境と直結しています

太陽出版

目次

第二章 「歯は内蔵」の意味

第三章　真実

第四章　歯医者で失敗する人の3つの特徴

第五章　対談　認知症と予防歯科の親密な関係

はじめに

はじめに　―「削らない」歯科医からの提言―

はじめまして。東京・神田で、「むし歯を削らない、痛みのない治療を行う歯医者」と謳っている、神田中央通りいけむら歯科の院長をしています、池村和歌子です。

まずは、縁あってこの本を手に取っていただいたことに、心より感謝申し上げます。以前は当院も普通の歯を削る治療もしていました。でも、いまは予防歯科専門クリニックとなっています。なぜなら、削って詰めて被せるだけの治療をしても、その後の責任を負いかねるからです。歯は、メンテナンスが命です。きちんとケアしないと、せっかく治療した歯も長持ちしません。ケアする予定がない方にテキトーに削って詰めても、再発のリスクが高く、予後は悪いでしょう。したがって、当院はケアが前提です。他院様で削ると言われた歯もケアで維持できることが多く、削る治療が必要な場合にも、なぜ悪くなったか、「そもそも」を調べて対策を取ったうえで治療します。一番大切なケアがない場合、患者さんにとって期待していない結果が出てしまう可能性が大きいのです。それはお互いにとって不幸です。

なぜ歯が悪くなったのか、あなたは検査をしたことがあるのでしょうか？　検査をしたことのない方がほとんどではないでしょうか。仮に「検査をした」と思っているとしても、その「検査」は目で見たり（視診）、レントゲンを撮ったり、歯肉をちょこちょこっと触ったり。せいぜい15

～30分程度。

ぶっちゃけて言いますね。その程度の検査では、何も診断できません。

当院の検査は90～120分です。様々な検査結果を多角的に見て、過去になぜこの治療がされたのか？　今後どのようなトラブルが予想され、どんな対策が必要なのか。それらをつまびらかにした上で、治療をするなら治療を、削る必要がないと診断したならケアを行っていきます。

「歯医者さんでクリーニングを半年に一回してもらっているから歯は大丈夫」

そのクリーニングって、何をしていますか？　細菌除去はできていますか？「半年に一回」「クリーニング」「お掃除」。この単語でもうダメです。半年に一回では足りないし、クリーニングとは何の為に何をしているかご存知ですか？　それは本当にあなたの歯を守る為に必要なことですか？

「半年に一度じゃあなぁ」「歯石を取るは違うんだよねぇ」

「今までの「クリーニング」だと、歯周病は治ってなかったね」

「今まで悪くなってきたのは当たり前だった。悪くなる行動を知らずにしていたのだから」

過去に通った歯科のやっていることに「これって何の為？」「本当に効果的？」と疑問を持ってしまった、ちょっとヒネている（笑）方々が当院にいらして歯のことを勉強してくださると、皆さんそうおっしゃいます。

ある程度悪くなって、「このままではヤバい！」と思って情報をご自身で探していらっしゃる方

は、当院に対し、

「こんなところ他にない」

と、おっしゃってくださいます。

治療は、必要であればします。

でも、ケア・メンテナンスをしっかりやっていると、**実は治療が必要でなくなる**、または未来に先送りにできます。先送りにできるとなにが良いかというと、歯を削られる機会が減ればその歯の寿命は断然延びるのです。

歯でお困りの方は、「治療法」を熱心に検索している印象があります。

けれど、もしかしたら口腔ケアをがっちりやると、その検索している治療は必要ないかもしれません。

当院には、

「むし歯だから削ると言われた」

とお越しになる方が多いです。私が診断すると、**約8割が削る必要のない歯です**。治療を一生懸命して再発し続けるうちに削られすぎて歯がなくなってしまうのと、ケア・メンテナンスをきちんとして、「削る」と言われた歯も大切に守れるのと、あなたはどちらが良いでしょうか?

私は、歯を守りたい方の為に、毎日診療をおこなっています。

この本は、「削ると言われた歯も守れたら幸せを感じる」あなたのために書きました。

あなたも担当医に、「ここ、むし歯だから次回治療ね」と言われたけれども、

「またか。嫌だなあ。削りたくないなあ。」

と思っているようであれば、あなたの健康寿命に直結するお話です。ご一読していただけたら嬉しく存じます。

失ってしまった歯は取り戻せませんが、
・もうこれ以上悪くなりたくない
・今までは歯医者さんに任せっぱなしだったけど、自分でできることがあるなら知りたい
・良い状態を維持したい

という方は引き続き、この本をしっかり読んで、自分の歯を守る為に行動を起こしてください。

口の健康を保つために、一緒に頑張りましょう！

第一章

「まずは予防」が、これからの歯科医療

むし歯を削るのは本当に必要だと思いますか？

「むし歯が見つかりました。削りますか？」

「じゃあ、いま削っちゃおうかな」

このような会話は、全国各地の歯科医院で毎日のように交わされていることと思います。

ところが、この流れを回避できることもあります。

「別に回避しなくてもちゃんと治療しているのだから特に問題ないでしょ？」と思ったそこのあなた！　そんなあなたに、今後のあなたの人生を鑑みたとき歯を削る以外の方法もあるかもしれませんよと、お伝えしたいのです。なぜなら、

歯は、口腔という内臓の一部だからです。歯が溶けてしまうのは、**人体にとって非常に問題があること**です。

むし歯になったから歯を削って何かを詰める。このことを、多くの歯医者さんでは「治療」と称しています。実は穴が開いたところは一生治ることはありません。穴の開いたところに人工物を埋め込んでいるだけなのです。

「風邪が治る」「骨折が治る」は、本当に治ります。治癒ですね。元の状態に戻るということです。

しかし歯を削って詰める・被せる・神経を取るなどの歯の治療は、欠損したところに人工物を補充して機能を回復させています。

これは身体で例えると、腕や脚を失ってしまった後に義手・義足をつけることと一緒です。大腸がんになってしまい、腫瘍を切除後に人工肛門をつけるのと一緒なのです。

どうでしょうか？

気軽に削って良いものとは思えなくなってきたでしょうか？

継ぎ足した人工物の手入れを怠ると余計悪くなりそうな感じがしてきたでしょうか？

生体である歯と人工物の継ぎ目がトラブルを起こしやすそうだと想像できそうでしょうか？

歯は、無計画に気軽に削って良いものではありません。

私は「削らない歯科医師」と自称して日々診療にあたっています。

それは、削る前にむし歯を作ってしまう口の中を改善したり、できてしまったむし歯の溶けていく速度を遅くさせたりすることが私のスタイルだ

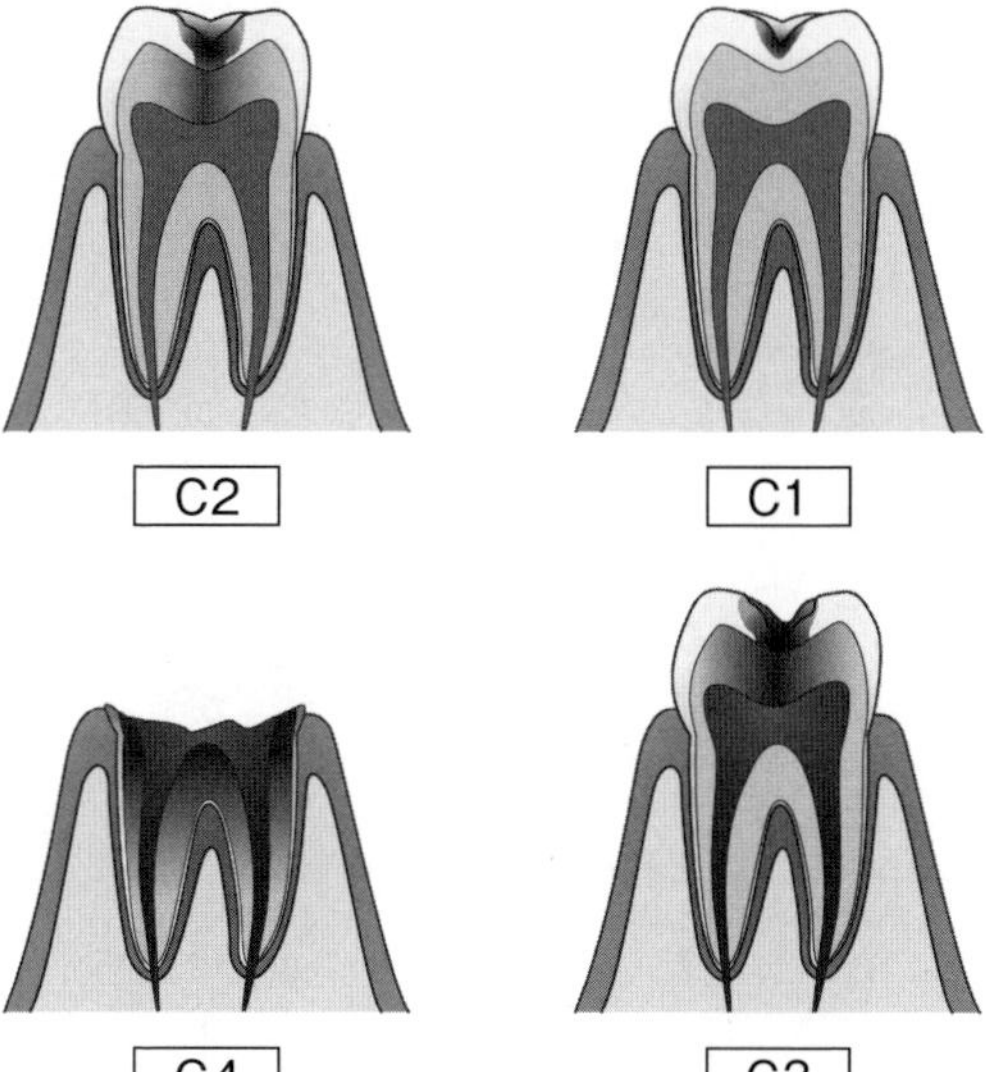

からです。

特に、C0（ゼロ）、C1、軽度のC2、は、私の場合は削りません。

C0は脱灰（だっかい）と言って、歯の表面からミネラルが抜けている段階です。この段階では、丁寧に優しくケアしてあげたら再石灰化していきます。ですからいじらないほうがいいのです。

C0はむし歯ですが、唯一治るむし歯です。削る対象ではないので、歯医者さんによってはスルーされてケアをする機会を損失してC1に進行させてしまう場合もあれば、治療大好きな先生に治療を提案されることもよくあるようです。

C1は歯の一番外側のエナメル質がちょっと溶けてしまっている状態です。痛みは感じません。この状態は慌てて削らなくてもケアしていけばわりとそのままで済み、治療に至らないケースが多いです。しかし、すでに歯に穴が開き始めているので、ケア・メンテナンスを怠るとC2に移行します。また、治療に積極的な先生は削って詰める治療を選択するむし歯です。

C2がいわゆる「むし歯」です。C2はエナメル質と、さらに下の象牙質まで溶けてしまったむし歯です。しみるなどの症状が出てくることもあります。世に言う「むし歯」はほぼこのC2です。

ここに、こんなデータがあります。「リピートトレストレーションサイクル」です。（図1）例えば、最初にほんのりむし歯（C1かC2）があった場合。

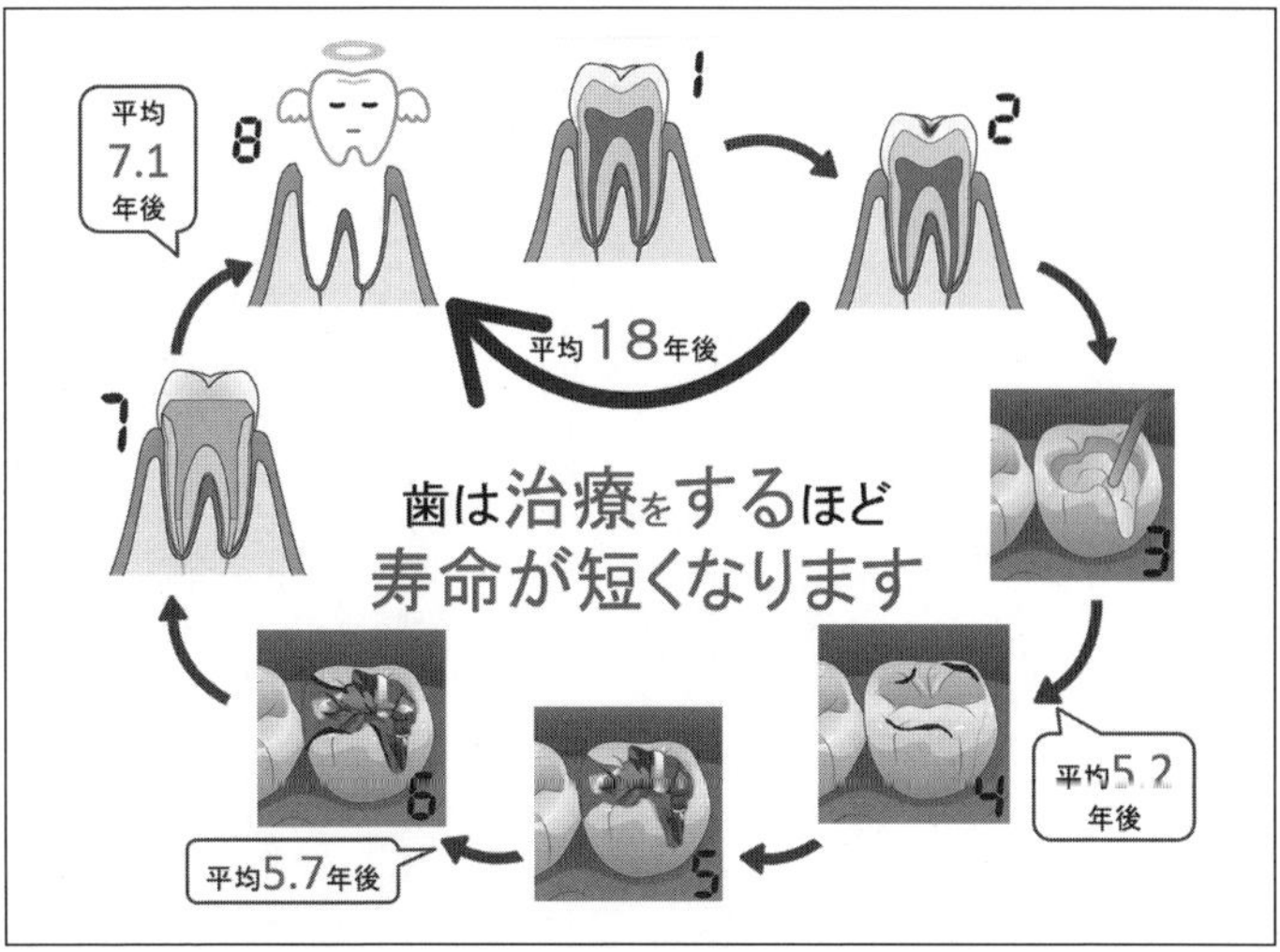

図1　リピートレストレーションサイクル

「削って、プラスチックを詰める」という治療を選択したとします。

でも、むし歯の原因はわからないまま削って詰めました。すると、平均して5.2年後に、以前詰めたプラスチックのキワからむし歯になってしまいます。今度は大きい範囲だから、削って銀を詰めるという治療を選択したとします。

ところが、これで終わりとはならず、平均して5.7年後に銀の隙間から、むし歯になってしまいます。

すると今度のむし歯は、

「神経まで行っているので、神経を取らないといけない。」と歯医者さんに言われて、歯の神経を取る治療になりがちです。

神経のない歯は真ん中をくり抜かれているので、咬む力がかかると歯根破折を起こしやすくなります。歯根破折を起こした歯は抜歯しかありません。歯根にヒビが入り口の中の細菌がそのヒビを伝って歯槽骨の内に進入してくるからです。神経を取った歯は平均して7.1年後に抜歯に至ります。

このように、絶対的な流れがあります。歯は前述のC0以外良くなることはありません。だからこそこれ以上悪くならないように現状維持に努めるのです。今はまだ軽いむし歯かもしれないけど、予防、再発防止の為に行動をしないと、何度でも治療が必要で、ステージが進むごとに治療も段々大ごとになっていきます。

治療の回数も期間も、治療の費用も、レストレーションサイクルが回れば回るほど上がっていきます。

例えばプラスチックを詰めます。これは一回の治療で済みます。

削って形取りをして、次回に詰める治療は、二回必要になります。

銀の中でむし歯になっていて、神経を取らなきゃいけないとなると、神経を取る治療は大変なので、三回から十数回、通院するようになります。

これらの治療を繰り返しているうちに歯はどんどんダメになってしまいます。

歯は治りません。つまり、今まで「歯の治療」と認識していた行為は、とりあえず痛くない、生活に支障がないようにする為のものなのです。それに、悪くなる歯が一本だけということはないですよね。人間の歯は、親知らずを抜かして、本来28本。だいたい複数本まとめて治療しますよね。すると、また悪くなる時期もだいたい一緒です。それをまた複数本治療して……ケアの仕方が分からなかったのでむし歯にしてしまう。それをまたむし歯の原因も調べずに「削りました」となると、再発・再治療の繰り返しで次第に加速度がついて、悪くなっていきます。

自分の歯がなくなるなんて、想像もしていない方が多いですよね？　しかしながら、いろんなステージの方を見ている歯科医師からすると、「まぁこうなるだろうな」というのは、みんなわかっているわけです。ですから歯医者さんは、定期的に来てクリーニングした方がいいですよ。メンテナンスに来てくださいね。とお話をしているはずです。治療にお忙しい先生なんかはこうなっちゃうだろうと頭の中では思いながらも、あまりお話する機会がないかもしれませんが。

「歯を削る」のベクトルは必ず**「悪くなっていく」しかない。**「不可逆」と言います。もう戻らないという意味です。だからこそ、気軽に歯を削ってはいけない。

一度ドリルを入れてしまうと、抜歯の時限爆弾のスイッチを入れてしまうことになります。私は、C2レベルであったとしてもあわてて削らず、まずはケア・メンテナンスをお勧めしています。むし歯と言われると、すぐに削ることが治療と思われがちですけれども、軽度のC2であれば、むし歯の原因を生活の中から取り除いてあげてケア・メンテナンスをする。すると数年そのままの状態を保つケースが多いのです。

数年後、治療することもあります。でも、今すぐ削って何か詰めてという治療を行うと、リピートレストレーションのステージはその場で一歩進むわけです。もし、ステージを先に進めず同じ状態を維持できるのであれば、そして数年後にいよいよドリルを入れるのであれば、リピートレストレーションの流れをとても遅くしてあげることができるのです。

そういう理由で、C2以下の小さなむし歯は慌てて削らないことをお勧めしています。これは放置とは違います。何をしなきゃいけないのか、何をしてはいけないのかを、あなたに理解してもらう。そして定期的に歯医者さんでケア・メンテナンスをする。その流れに乗っかっていただければ、仮にC2であったとしても、ドリルを入れるのを、長い場合は4、5年、遅くしてあげることができます。すると、悪い流れがとてもゆっくりになっていきます。そうこうしているうちに自分の寿命が尽きるかもしれませんから、自分の歯を墓場まで持っていくことができる、というわけです。

歯は、やたらと無節操に削るのではなく、ケア・メンテナンスして、治療に至る日を一日でも遠くしていきましょう。とにかく、**簡単に削らない方がいいのです。**

ただ、放置していたらむし歯はどんどんステージが進行してしまうので、**進まないようにするためにはどうすればいいのか**、ここが大事です。具体的な知識と行動が必要になってきます。歯医者さんに行って、定期的に磨いてもらえばいいというわけではありません。やり方さえ分かれば、**むし歯を削りまくる現状から抜け出せる**のです。

「歯みがき頑張るから！」は完璧なむし歯予防ではない理由

私は、むし歯をただ削って埋めるだけでは絶対に良くならない。**むし歯にならないための行動が大事**だよと、常にお伝えしています。

むし歯にならないための行動とは何なのか。もちろん、正しい歯ブラシや歯間ブラシを毎日する。メンテナンスで繁殖している口腔内細菌を定期的に除去する。大切なことです。

でも、それだけでは足りません。

大切なのは、**「むし歯菌に餌をあげないこと」**です。もしあなたがむし歯に悩むことが多いなら、むし歯菌が餌にしている糖質をお控えください。糖質というのは、砂糖などの甘いものだけではなく、せんべいなどのしょっぱいものも含みます。穀物などの主食も控えましょう。いわゆる三大栄養素の一つ、炭水化物です。今や炭水化物抜きダイエットなどは市民権を得た感じがしますが、4～5年前までは（2023年現在）、歯ブラシが上手なのに歯肉出血が酷い方に、甘味や炭水化物を控えて、歯や歯肉の材料である動物性たんぱく質の摂取量を多くするようにとお話すると、

「主食を抜くなんてとんでもない」と、よく言われたものです。

話をもとに戻すと、歯ブラシや歯間ブラシを上手にできるようになる、定期的な細菌除去も大切なのですが、糖質を口に入れる量を減らしてあげると、むし歯菌を兵糧攻めにできます。

「甘いものをやめるのはヤダ！　先生、歯みがきをちゃんとするし、メンテナンスもちゃんと来るから！　お願い！　私から甘いものを奪わないで（泣）」
実は、患者さんの中に一定数、このような方がいます。ですから、歯みがきだけでは解決しない、糖が及ぼす影響をお伝えしようと思います。

糖の外的要因

1　細菌が糖（単糖類・二糖類は即時、炭水化物だと唾液アミラーゼが分解して麦芽糖になった後に）を食べて酸を出すので、歯が溶けます。
2　むし歯菌が酸をたくさん出していると、歯ブラシが届かない部位にむし歯が出来たり、進行したりします。具体的に、歯ブラシが届かない部位とは、
・小さなむし歯の穴やクラック（歯に入ってしまったヒビ）
・歯肉の中（だいたい歯肉の溝は1～3ミリです）
・詰め物・被せ物（すでに治療されたところ）の歯とのつなぎ目部分。銀だとがっつりスキマがあります。そのスキマをセメントで埋めています。セメントが劣化して崩れるとそこにむし歯菌がたまります。
これらは一生懸命歯みがきをしても、そもそも歯ブラシが当たらない場所なので、糖を減らしていかないとむし歯の進行抑制は難しいのです。

3　浸透圧の変化で細菌を歯の中に入れてしまう

実は歯って、自ら排泄してるのをご存じでしょうか？

これはドックベストセメントのセミナーで教えてもらいました。電子顕微鏡の動画を見せてもらいました。エナメル質の結晶のスキマから体液がじわ〜っと出てきて、しずくが大きくなっていく動画です。内側から体液を出して外来のもの（細菌やステイン）を歯にこびりつかないようにしているようです。しかし、糖を口に含むと、浸透圧の変化で歯の内側から外への流れが逆流し、外から内に流れます。口の中の細菌が結晶のスキマ、歯と詰め物の間から入ってきてしまう。「甘いものを食べると歯がしみる」と歯医者さんに訴える方は外→内という浸透圧の変化が起こり歯の神経がダメージを負っているからしみるのです。

糖の内的要因

糖をとることで血糖値乱高下が起きます。それにより全身にトラブルが起きます。歯にもトラブルが頻発します。2つ説明していきますね。

1　血管が糖化→歯髄が糖化→象牙質が糖化

砂糖や液糖など精製された糖を摂取すると血糖値が急上昇します。血糖値が高いと全身のたんぱく質が糖化という現象を起こします。糖化とは、簡単に言うと細胞の焦げ付きです。

糖度の高い血液が血管を流れます。すると血管内壁が糖化します。血管に柔軟性がなくなります。歯ブラシが上手なのに、やたら歯肉出血がある方は、歯肉の毛細血管が糖化していると予想されます。この場合は細菌感染という側面の強い歯周病というより、糖尿病になりかけの易出血性なので、細菌除去だけしていても歯肉出血はおさまりません。また、高血糖状態の時間が長い方は歯肉からの浸出液も糖度が高いからか歯の根元のむし歯が増えます。歯の根元にむし歯を頻発させている方は、血糖値が高い時間を少なくしていく努力をしましょう。でないと、「削って詰めてまたむし歯」のループにはまります。これは、栄養療法を学ぶ歯科医師仲間との話の中で出てきた話ですが、子供に授乳をしているお母さんが高血糖状態なら、赤ちゃんの生えたての乳前歯もむし歯にさせてしまうリスクが高くなります。乳汁は血液をこし出して作られています。高血糖状態のお母さんの血液をこし出した乳汁は糖度が高く、むし歯菌が仕事をしてしまうのです。通常母乳でむし歯になるリスクはとても低いのですが、親の因果が子供にふりかかってしまうこともあります。

歯の埋まっている歯槽骨の中も血管だらけです。そして、歯の神経と言われている歯髄も血管です。歯髄から栄養をもらっている象牙質も糖度の高い浸出液にさらされると糖化します。糖化すると組織の柔軟性がなくなりもろくなります。むし歯をドリルで削っていて、やたらサクサク削れる人がいます。通常、歯は体の中で最も硬い組織です。本来ならドリルで削っていても、弾き返されるくらい硬いものです。サクサク削れる歯は、糖化していると判断します。サクサクな歯は、例えば強くかみしめただけで折れることもあります。貧血で倒れて歯をぶつけただけで歯が折れることもあります。サクサクな歯は、むし歯菌もさぞや仕事がしやすいことでしょう。溶けやすい歯ということです。

2　歯ぎしり・食いしばりで歯をかみくだく

糖度の高いものを飲食すると、歯ぎしり食いしばりの原因にもなります。

糖度の高いものを飲食したことで血糖値が急激に上がると、血管内壁が糖化して柔軟性がなくなります。動脈硬化が起きているということです。これは身体にとって由々しき事態なので、身体は血糖値を下げようとします。下げる為にインスリンというホルモンをたくさん出します。たくさん出たので今度は急激に血糖値が下がります。急激に血糖値が下がっていく時に、とんでもない眠気に襲われたり、ボーっとしてしまったり、ダルくて動きにくくなったりします。血糖値が低いと生命活動に支障がありますので、今度は身体は血糖値を上げようとします。血糖値を上げるために、アドレナリン・ノルアドレナリン・コルチゾールなどのホルモンを出します。

寝ている間にアドレナリン過多の時間があると、歯ぎしり食いしばりをしてしまいます。歯ぎしり食いしばりで歯に過剰な力がかかり、歯を噛み砕いたりヒビが入ったりするわけです。歯を噛み砕いたりヒビが入ったりしたら、スキマからむし歯菌が入ってきて……、という、むし歯になり続けるループがおきます。

歯ぎしり・食いしばりのある方に、夜寝るときに着けておくマウスピース（ナイトガード）を渡すだけの歯科医師が多いのですが、マウスピースは歯を庇いますが歯ぎしり・食いしばりを防ぐものではありません。根本から解決しようと思ったら血糖のコントロールが重要になってきます。

いかがでしょうか。甘いものを嗜好していても歯みがきさえがんばったらむし歯予防できそうでしょうか？　歯ブラシをしっかりし、定期的に細菌除去さえしていたらむし歯の進行を抑制できそうですか？

私は難しいと思っています。内から外から、歯を壊してしまうのです。このお話を甘味依存症の方にすると、みなさん、とてもしょんぼりしてしまいます。

でも大丈夫。**なぜ甘いものが欲しくなってしまうのか**、理由はわかっているからです。甘いものを欲してしまう理由の方にアプローチすると、「ヤク中かな？」くらいの甘味依存を断ち切ることができます。ただし、これは栄養療法の知識が必須です。

当院の患者さんで、

「あたしはお酒もたばこもやらないし、たまに甘いものを食べて『ん〜！　おいし〜〜〜!!』ってなることの、何がいけないの⁉」

と、泣かれた方がいらっしゃいますが（笑）、今は甘味がなくてもより元気に幸せにお過ごしです。

「あの時のあたしは中毒だった」と、おっしゃっています。
ですから、繰り返すむし歯にうんざりしている方、歯を削られることが多く、「私の歯……こんなにしょっちゅう削っていて一生使えるのだろうか……?」と不安な方は、一日も早く根本的なアプローチをすることをお勧めします。
患者さんに迎合するタイプの歯医者さんや衛生士さんが「甘いもの、食べちゃいますよねー。しっかり歯みがきしたら大丈夫ですよ。」と言ったとしても、それは**危険な勘違い**です。甘味の内的要因を知らないのでそんなことが言えるのです。注意してください。

虫歯治療の前に虫歯にならない
予防をしよう。虫歯菌のエサを
与えない栄養療法
（オーソモレキュラー療法）

あなたの歯を守るためには
クリーニングではなくて
「メンテナンス」が必要です。

むし歯治療の前に知りたい話

私のところにいらっしゃる患者さんは、こんな方が多いです。

「C1もC2も、むし歯がたくさんあるから治療するよと、別の歯医者さんで言われましたが、本当に削らないといけませんか?」

もちろんいろんな考え方があって良いと思います。しかし、やっぱり削ると言われても、**歯は内蔵ですから**。内臓を削ることを、簡単に決めてはいけないと思います。

むし歯は、後を引く病気ですよね。どういうことかというと、一度削って、それで終わりではないのです。多くは後日になってまたトラブルがあって、再治療をする。そうこうしているうちに神経が出てきて、「神経をとります」や「被せます」と言われる。そしてしばらくすると歯根破折を起こし、「神経をとった歯は噛んだら割れやすいんですよね~」と言われ、今度は抜歯になる。

そうやって、のちのちまで後を引きます。

むし歯は治療しても良くならないまま、徐々に悪化していきます。そのような病気なので、やはり内臓をえぐるような行為は、考えてされた方が良いです。私は、ワンクッション置いて一度考える時間を作ってもいいんじゃないかと思っています。

もちろん、削ることで患者さんを助けてあげると考えている先生もいっぱいいらっしゃいます。

「治療」に疑問のない方は治療されてしまうしかないのですが、繰り返す治療に疑問を持ち、当院でセカンドオピニオンをされた方のだいたいの方がおっしゃるには、歯医者の先生から「むし歯治療が先だ」、「むし歯の治療が終わってから歯石をとったり、クリーニングしたりしましょう」と言われるそうです。

これは本当によくあるパターンです。実際、私も雇われ歯医者だった当時は、そのような流れで治療を進めるよう指導を受けていました。しかし、先にむし歯になるリスクを口の中から、生活の中からとってあげたらどうでしょうか。それだけで、ちょっとしたむし歯であるC1はそれ以上悪くならずにそのままのことが多いです。細菌を除去しながらむし歯の進行具合をチェックし続けて、数年後になってはじめて「むし歯を治療しましょう」ということも充分可能です。

①今日むし歯を少し削って詰めて、3年後にまたむし歯になってさらに大きく削り、さらに3年後には神経を取るほどのむし歯になって、神経を取った歯は平均7年で抜歯……。

②今日むし歯を削らずに口の中のケア・メンテナンスをスタートさせて、3年後に初めて削ることになり、引き続き口の中のケア・メンテナンスをして、詰め物が劣化したので詰めかえるための再治療をするのが10年20年後。引き続き口の中のケア・メンテナンスをして……とすると、歯の寿命が全く変わってきます。口腔内環境をケア・メンテナンスし続けることで、そのうち人間の寿命が尽きます。つまり墓場まで歯と連れ添えるということです。

ですから、私の患者さんにはむし歯だからといきなり削る治療はせずに、まずはケア・メンテナンスから、としています。

実は北欧はこのケア・メンテナンスの形にしたことで歯の治療の数は激減。口腔内疾患を予防することで医科的な病気もぐっと減ったことにより、生涯医療費が下がったのです。

また、削る、削らないはさておいて、「なぜそこにむし歯ができているのか」を考えて、むし歯になった原因の究明と排除していくこと。これが本来の歯科医療です。

そして、それ以上悪くならないようにするためにはどうしたら良いのか。むし歯を進行させないためには何が必要なのか。よく考えて、行動をしていく。そういったことが、歯・口だけでなく全身の健康を守っていくために大事なのです。

8割は治療の必要なし

当院には、「歯を削られたくないから」と来院してくださる患者さんが多いです。

他の歯医者さんから削る治療を提案され、「痛くもないのに本当に削らないといけないのか？」といらっしゃいます。

結論を言うと8割の歯は削る必要がないのです。「6本削る必要アリ」「上の歯は全部削ります」と提案された方でも、削る治療が必要な歯は、1・2本のことが多いです。

実のところ、歯の治療は、継ぎ足しでしかないですからね。

削られて人工物を継ぎ足されても、歯が溶けた原因を調べもせずに、今後の対策もなしにそのままにしていたら、再発必至・再治療必至です。

口腔という内臓を気軽に削って人工物を継ぎ足すって、よくよく考えたら正気の沙汰じゃない気がしませんか？

穴が開いていたらそれは仕方ないので埋めますよ。

でも、

- **どうして内臓である歯に穴が開いてしまったのか**
- **どうしてその歯はこの治療がされていたのか**
- **今後は何に気を付けたら再発を防げるのか**

などなど、考察なしに何度もむし歯の穴を埋めていたって、再発して穴が広がり続ける気がしませんか？

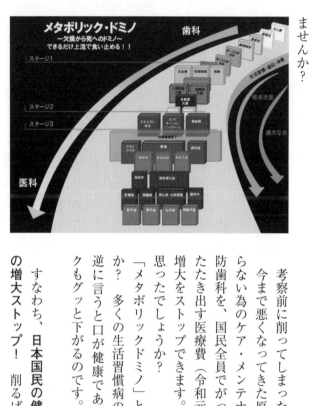

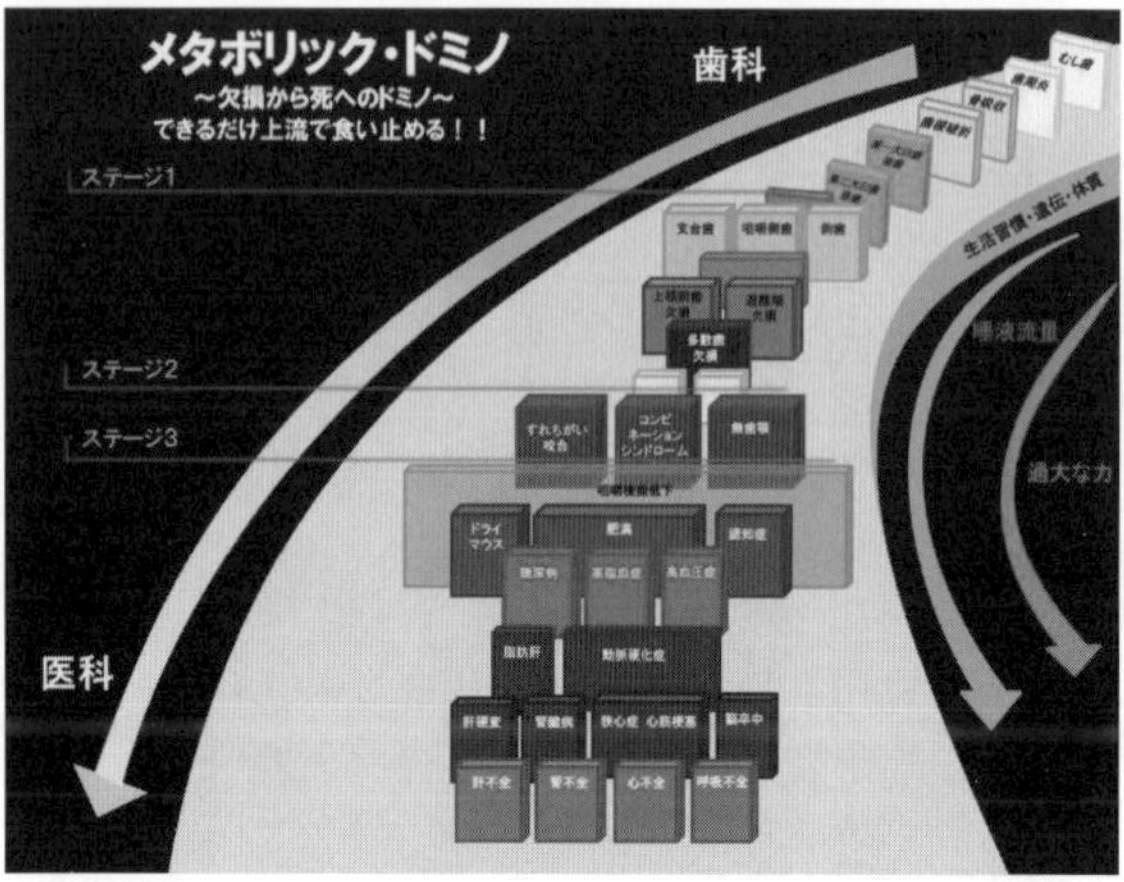

考察前に削ってしまったら、後の祭りです。

今まで悪くなってきた原因を生活から排除し、悪くならない為のケア・メンテナンスを定期的に行う本当の予防歯科を、国民全員でがっちりやれば、毎年過去最大をたたき出す医療費（令和元年は44兆円越えだそうです）増大をストップできます。歯の話から突然医療費？　と思ったでしょうか？

「メタボリックドミノ」というこの絵をご存知でしょうか？　多くの生活習慣病の上流に歯科疾患があります。逆に言うと口が健康であれば内科的疾患にかかるリスクもグッと下がるのです。

すなわち、**日本国民の健康寿命アップ＝日本の医療費の増大ストップ！**　削るばかりではない、歯を守る歯科医院が増えたら、これは夢物語ではありません。

患者さん自身が「削られるのが当たり前」「歳を取ったら入れ歯になるのは当たり前」というまちがった常識を捨て、「歯を守りたいんだ！」と歯医者さんに伝えていくことが医療費増大、保険料負担の増大を防ぐ第一歩になります。

実は、予防歯科を導入したい歯科医師は日本にたくさんいるのです。でも削る先生が多いのは何故だかご存知ですか？　それは、予防歯科に無理解な患者さんが多いからです。予防を志す歯科医師は、予防を患者さんにはりきっておすすめしますが、「取れたのつけてくれるだけで良い」「歯ブラシの話もういいから早く治療して」等々、患者さんに言われてしまうということを度々繰り返します。何度も繰り返すと「予防歯科で地域に貢献したい！」と思っていた気持ちが夢散し、普通の削る歯医者さんになっていってしまうのです。

予防歯科で有名な先生がテレビに出演されたことがあります。その先生は、その番組で「予防を伝えたくても患者さんの反発に合い、15年間経営が安定しなかった」「二度と来ない人もたくさんいた」「毎日格闘技のようだった」（無理解な患者さんを指導することの困難さを「格闘技」と表現）とおっしゃっていました。又、ナレーションで、その先生が主催する予防歯科の講座の卒業生で予防歯科を実践できている歯科医院は1割にも満たない」というものがありました。

医療といえども経営です。日本の医療は資本主義の自由競争の中に身を置いています。利益が出なければ倒産してしまいます。需要と供給の関係から見てください。クライアントである患者さんが「歯の治療」という「商品」を欲しているのに「予防」を売ろうとしたら、「それはいらない」と言われて他院に行かれてしまいますよね？　患者さんが来ない。それは倒産の危機です。倒産……したくないですよね？　そして需要に沿って普通に削る治療をするようになっていくのです。私自身も開業以来、『もう倒産しそうだし今回も一生懸命予防の大切さをお話してもすぐ来なくなっちゃうなら、もう削っちゃおうかな』と何度思ったことか。予防を日本に広めたいからと、あるコンサルタントに相談したこともあります。「予防は需要ないです」の一言で終わりました。

想像するだけで恐ろしく惨めですが、もし当院が倒産してしまった場合、私はクリニックを閉じて他の歯科医院に雇われ、毎日上司の指示のもと歯を削りまくる毎日を過ごすことになるでしょう。他に方法はありません。

以上が予防に力を入れる歯科医院が日本に少ない理由です。私の所には、飛行機や新幹線に乗っていらしてくださる患者さんもいますが、口を揃えて言うには、「地元は歯を守ってくれる歯科医院はない」。

逆に言うと、予防歯科の「需要」が高まれば「供給」も増えていくはずです。あなたもぜひ歯をむやみに削らず歯を守る予防歯科を「需要」してください。

「削られたくない！」という希望だけでなく、「どうしたら自分の歯を守れるのか？」知りたいし行動したい方が増えたら、削らない歯医者も徐々に増えていくでしょう。

そもそも「むし歯」とは？

そもそもむし歯とは、一体どういう状態なのでしょうか。

歯は一番外側に、エナメル質。結晶が縦に並んでいます。96％がミネラルで、残り4％が水と有機質です。そのエナメル質からミネラルが溶け出てしまって、結晶のつながりが崩れると、そこからむし歯になります。「脱灰」と言ってミネラルが抜けている状態も、実はむし歯です。穴が空いていなくても、むし歯です。脱灰している状態を、C0（ゼロ）、と表現しています。穴は空いていないけれども、ミネラルが溶けていて表面が弱くなってる状態です。

刺激が与えられて結晶が崩れてしまうと、ミネラルが戻る場所がなくなり、穴になって、C1に移行していきます。しかし、C0の場合は、ミネラルが抜けていても有機質の枠組みが残っていたら、もう一度ミネラルを染み込ませて再石灰化できます。

ちなみに、C0は見てわかります。エナメル質が白濁しています。通常、エナメル質は透明感がありますが、ミネラルが抜けていると、光がきちんと反射されないために、白く見えてしまうのです。チョークのように白濁して見えます。歯みがきしにくい部分が白濁し、歯の色がまだらになっている場合もあります。

それに対してC1は結晶が少し崩れて、表面がガサついています。C1はエナメル質だけのむし歯です。ガサついているので、普通の歯よりも細菌が溜まりやすくなっています。ですから気をつけて歯みがきをしないと、さらにむし歯が進行しやすい状態です。

C1は白濁している状態だったり、茶渋など色がついて茶色くなっていたりします。歯がガサガサしている状態、ツヤがない状態です。

表面がザラついていると細菌が溜まりやすいので、他の何でもない部位に比べてむし歯菌がたまり、さらに歯が溶けてドロッとした状態になります。その状態でも歯みがきを一生懸命して細菌が溜まらないようにしていたら、多少ガサついていても、むし歯の進行を防げるのです。

特によく見られる部位は歯頸部と呼ばれる歯ぐきのキワです。歯ぐきのキワに沿ってとろりと溶けていることが多いです。広く浅いむし歯なので、あわてて削って詰めても詰め物が剥がれやすいです。脱灰気味のところから、またエナメル質が崩れてしまいます。そしてプラスチックを詰めたキワからまたむし歯になるのです。その部分の歯みがきが上手にできないからむし歯になったわけで。その部分を削ってプラスチックを詰めたところで、細菌が溜まりやすい状態は変わりません。詰めても詰めなくても細菌が溜まりむし歯になりやすい状態なら、詰めない方がシンプルです。

C1でも丁寧に歯を磨いていたら、削らずにむし歯の進行をおさえられる

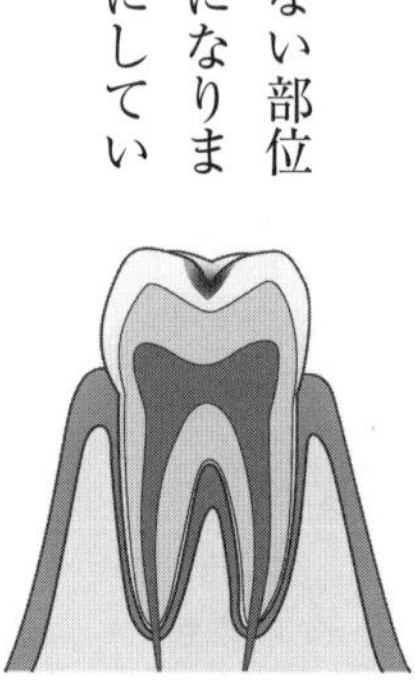

C1

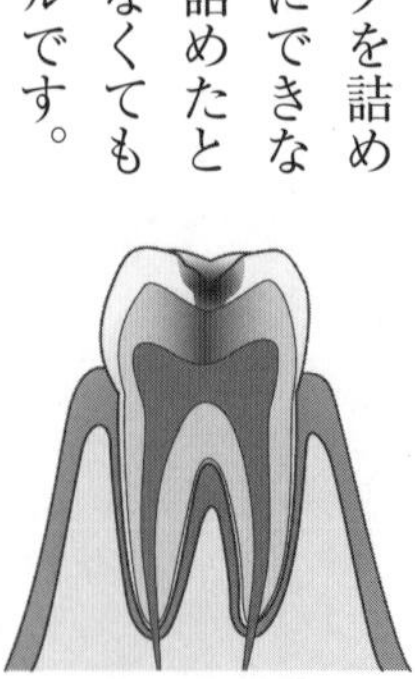

C2

ので、**慌てて削らない方が絶対に良いのです。**

C2はエナメル質の奥にある、象牙質まで達しているむし歯です。ただしC2でも象牙質に達したばかりなら軽度のC2、歯の神経近くまで溶けているむし歯なら重度なC2と、二つは対処法が違います。まだ浅く軽度なC2であれば、その状態のままでむし歯の進行をおさえられます。しかし、重度なC2の場合は、神経に近いところまで行っていることがありますから、治療が必要です。

そのように、同じC2でも、様子を見てむし歯の進行をおさえる場合と、治療をする場合があります。

C3は神経に到達してしまったむし歯です。これは神経の治療（根管治療）が必要になります。「神経を抜く・取る」治療です。歯の真ん中をくり抜くので、歯根に土台をつけて歯を被せます。いわゆる差し歯として使っていきます。数年後に歯根破折というトラブルをよく起こします。歯根破折を起こした歯はほぼ抜歯の運命をたどります。

C4は歯根もむし歯で溶けてしまった歯です。差し歯もできないので抜歯するしかありません。

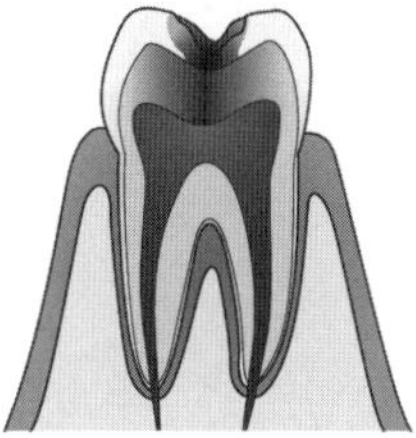

C3

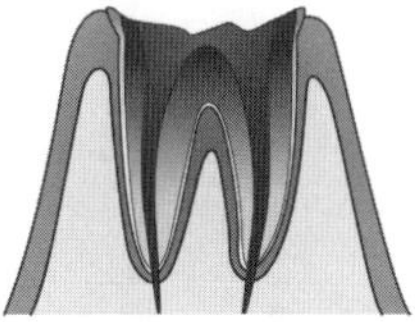

C4

今すぐ治療しなくても良い歯とは

多くの人はむし歯とは「歯に大きな穴が開いたもの」という認識のようです。しかし現代は大きな穴があいていないむし歯が多いのです。「大きな穴が開いていないむし歯」とは、前章のC0や、歯の表面がガサガサになっていて放置したら穴ができてしまうC1、そして詰め物被せ物のキワからむし歯が侵入し、詰め物被せ物の下で歯が解けているので穴に気付かない二次むし歯。歯と歯の間から溶けているので気付かないコンタクトカリエスなどです。もちろん、もうすでにあなたの歯に大きな穴が開いてしまっているなら、埋めるしかないですよね。放っておいたら、穴がさらに大きくなりますから。けれど、今列挙したむし歯でしたら、そもそも慌てて治療する必要がありません。

そのままにしていたら、当然のようにどんどん悪くなるから、削って埋めようという考え方もあるかもしれません。しかし、むし歯は実は「いったいどうしてむし歯になったのかな」と原因を調べて、その原因を排除していくと進行が緩やかになる場合が多いのです。それをわざわざ今すぐ削って人工物を詰めると、結局、むし歯になる原因はその口の中に残ったまま。削ったところ・詰めたキワからまたむし歯になっていきます。

物事は、原因があって結果が発生してくるものです。むし歯になりました・歯が溶けましたというのは、結果のひとつでしかありません。その結果を引き起こしてしまった原因があるはずなので、**原因に対して対処する必要があります。**

しかも、原因は一つではありません。いろいろな要素があります。その原因をひとつずつ生活から抜いていけば、生活に支障のないむし歯があったとしても、進行せずにそのままの状態を数年保つことができるのです。したがって私の場合は、軽度のむし歯はよく磨いてもらい、ケア・メンテナンスを定期的に行い食事に気をつけてもらうだけで、削って治療することはまずありません。神経に到達しそうな、C3に近いC2でしたら、ドックベストセメントというむし歯で溶けてしまった象牙質をかためる薬を使うことを提案しています。

その場合も、ただ削って詰めるだけではなくて、原因を排除することも同時に行います。

エピソード1　削るのがやたらと上手な先生

歯科医師は、基本的に職人です。

仕事は仕事、とプライベートを大切にする方もいれば、プライベートの時間もほとんど勉強・研鑽に費やしている方もいます。私も人のことは言えませんが、プライベートの時間をつぎ込んでいる先生はかなり職人気質です。

しかし技術偏重で、「木を見て森を見ず」になっていることもあります。場合によっては、歯科医師が芸術家で、患者さんのお口の中はキャンパス（芸術を表現する場所）になっているように感じることがありました。

私の歯科医師人生が始まってまだすぐの頃、歯を削るのがとても上手な院長の所に勤めたことがありました。

雇われ歯科医師だった私はむし歯の患者さんの歯を削り、型取りをし、次回金属をセットするという、最も一般的な治療をしていました。

通常、歯を削ったら型を取り、その型に石膏を注入して歯の模型を作ります。その模型上で歯科技工士さんが歯の詰め物を作ってくれます。

作ってくれた詰め物を歯医者さんが患者さんの歯にセットします。

私の削った歯の模型をみた当時の院長が、「こんなんじゃ全然ダメ！　もう一度患者さんを呼んで削りなおせ！」と指示を出しました。他の歯科医院では許容範囲の削り方だったので当時の私はとてもびっくりしました。

しかし、その院長は歯を美しく削ることをとても大切にしており、また勤務医にもそれを要求する先生だったのでした。そのクリニックの最終決定者は院長で、その院長が歯の美しい削りかたに重きを置いているのであれば、勤めている以上は従わないといけません。


また患者さんにいらして頂いて、麻酔をし、削りなおしました。削る形が院長のお眼鏡にかなわなかったわけですから、院長が納得するような美しい形に削らないといけません。

『もしこの削りかたがまたしてもイマイチで、再度削って型を取れと言われてしまったら……』。患者さんも暇ではないので、同じことで何度も来院させられませんし、そんなことになったらその歯科医院の悪評にもつながりかねません。

必死で美しく歯を削りなおしました。

院長から及第点は頂きましたが……。結果、その患者さんは歯が痛くなってしまい、「すぐ見てほしい」と電話がかかってきました。アポイントに空きがなく数日後にアポイントを取ってもらいましたけれども、結局、そのアポイントにその患者さんはお見えになりませんでした。

院長に、「今頃どこかの歯医者で抜髄（神経を取る治療）をされているだろう。お前のせいだ」と言われてしまいました。

当時の私は不満でした。

治療のクオリティを高めることもちろんとても大切だけれど、通常問題にならないレベル以上のクオリティを出そうとし、結果的に患者さんを害してしまうなら、歯科医師のこだわり・自己満足は自重すべきではないのかと思いました。

この事件を通じて、自分の腕を見せびらかして患者さんに「治療」を施すのではなく、もっとあえて「治療」をしない方法はないものかと、治療の腕ばかり磨くのではなく、そもそも治療が必要ではない状態に患者さんを連れていけないかと考えるようになり、今の**「削らないためには何ができるか」**というスタイルになってきました。

ブレインケアクリニック名誉院長　今野裕之先生のYouTube「Dr.今野の見る薬」でもお話したことがありますので、よろしければこちらもご覧ください。

Dr. 今野《こんの》の見る薬

これぞ最先端治療！
もう痛くない！
削らない『予防歯科』とは!?

歯の治療が痛い時代はもう終わり！
驚きの検査内容大公開！

観ないと一生後悔!?
『虫歯治療』の常識を変える9分間！
ゲスト：池村和歌子先生

虫歯治療は1日にしてならず!?
これが虫歯予防のバイブルだ!!

第二章　「歯は内蔵」の意味

安物買いの銭失い

前章でお話したドックベストセメントについて詳しくお伝えしていきます。

歯がむし歯で溶けた場合、通常の治療だと溶けた部分（軟化象牙質）はドリルで削り取ります。しかしドックベストセメントは溶けた部分（軟化象牙質）を殺菌しつつ再石灰化してくれる薬です。本来削られるべき溶けてしまった部分を固めてくれるのです。

でも薬を使うだけで必ず良い結果を得られる訳ではありません。歯ブラシ歯間ブラシが上手になってもらわないといけませんし、定期的なバイオフィルム除去も必要です。むし歯菌を元気にさせない為に、食生活も変えてもらわないといけません。むし歯の穴にただ薬を入れたらよいというものではないのです。

ただドックベストセメントを入れられただけで、歯がしみるのが治まらず当院にいらした患者さんのお話をします。（患者さんからは許可を頂いております）

一から流れを説明すると……

1　むし歯を見つけた。

2　削らない治療を検索。ドックベストセメントの存在を知る。

3　ドックベストセメントを行っている当院もチェックしたが、金額が安い別の歯科医院へ行ってみた。

4　しばしば不具合。痛みも出てきた。

5　不安なので転院を決意。

6　当院に来院。私が拝見しました。

その患者さんは歯肉の中まで虫歯でしたから、ドックベストセメントを効奏させようとするとクラウンレングスオペというオペが必要でした。歯肉の中にドックベストセメントを詰めても、再石灰化のためのミネラルが溶け出て行ってしまうので一向にむし歯は固まりません。

さらに、むし歯を見つけた時期からそれなりに時間が経過しているので、私が拝見した時には、すでに歯の神経が残るかどうか微妙な感じになっていました。

『間に合うかなー。今から処置して神経残ると良いなー。』と、そんな感じです。最初から当院へいらしてくれたら、もっと勝算高かったと思うんですけどね。まあ、詳細がわからなければ、同じ「ドックベストセメント」なら安い方へ行ってしまうのもわかります。

しかしですね。

その患者さんが欲しかったのはドックベストセメントだったでしょうか？　それとも「むし歯を極力削らずに自分の歯を残すこと」だったでしょうか？　ドックベストセメント自体はアメリカの薬で、歯科医師免許証があれば誰でも輸入して使えます。大切なのは薬を使う使わないではなく、その歯の寿命をどれだけ伸ばせるか。手段が目的になってはいけません。

この症例はドックベストセメントを塗るだけでは無理な症例でした。

また、別の事例では他院でむし歯にドックベストセメントをやったけどずっとしみているという方が来院しました。薄いエナメル質にヒビが入っており、そのヒビから、ドックベストセメントの歯を再石灰化させる成分が抜け出ていたようで、むし歯が進行していました。再度ドックベストセメントを入れ、むし歯が石灰化できたのを確認してからセラミックを被せてヒビを覆いました。

実は、ドックベストセメントは『眉唾物だ！』と断罪する歯科医師の先生も多くいます。ドックベストセメントは（もちろんどんな治療でも）、基本がきちんとわかっていないと成功するのは難しい治療です。

ただただドックベストセメントを使用して、結果的にむし歯が再石灰化せず、歯の神経が死んで症状が出てしまうことも多いようです。ゆえに眉唾物呼ばわりされてしまうのでしょう。

ドックベスト治療を選択するしないに関わらず「口は内臓」だということです。普通に考えて、内臓に穴が開くって、かなり大変なことなんですよね。

そう。内臓に穴が開くむし歯というのは、かなり厄介な病気なのです。大切なのは、なぜその内臓である歯に穴が開き、治療が必要になってしまったのか考えること。

むし歯の原因の多くは、複合的です。いくつかある原因の中から、より大きな要素を生活の中から排除していく。それができたら次に大きな要素を排除……。このように行動すると、突発的に「取れた」「腫れた」で痛い思いをする歯科治療ばかりの人生から脱却できます。そして**痛くなく気持ち良いメンテナンスのためだけに歯科医院へ計画的に通うだけ**にすれば、つらい治療もなく健康も維持できます。

なので、私はむし歯があるからと言って、いきなり削って型取りして次回セット、など、普通の歯医者さんの治療の流れはしません。いきなり削って埋めてもむし歯の原因は口の中にそのままあります。なぜ歯という内臓に穴が開いてしまったのかを検査して考察して、原因を生活の中から除去して。大きな穴なら埋めましょう。でも生活の支障のない小さな穴なら、ケア・メンテナンスで充分。無理に治療しなくて良いんです。

前述していますが、他院様で「次回、このむし歯を削って治療するから」と言われて、「本当に削らないとダメなの？」と当院に駆け込んでくる方が多いのですが、だいたい8割の方は当院では削らないです。

具体的にはC1やC2と言われるむし歯はあえて削らずケア・メンテナンスを提案します。

ケア・メンテナンスをずっと続けていけば、C1程度ならまず一生そのまま維持できます。

C2くらいだと小さくても穴は開いているので2～3年後には広がってきて治療することもあります。それでも開業して10年になりますが、10年間そのまま維持している歯もあります。

2割くらいの歯はC3に近いC2で、他院様で「次回、神経を抜きます」と言われているケース。当院ではドックベストセメントでむし歯のとろけた部分を固めてから、セラミックを詰めることが多いです。

このように、歯を削る、神経を取る治療をしなくて済むケースが意外と多いのです。削らない、神経を取らない為には、ケア・メンテナンスが必須です。日本人はどういったわけか、治療にお金を使うのはやむなしだけれど、予防・ケア・メンテナンスには出し渋る方が多いように思います。

でも考えてみてください。毎年ケア・メンテナンスに10万、20万の予算をかけて治療費が必要でない人生と、毎年セラミックやインプラントが必要な歯が2～3本あり、痛い治療を乗り越えつつ治療費に10万～50万×数本を捻出するのとどちらがお得でしょうか？『保険診療だからそんなに治療費高くない』と言う方もいるでしょう。しかし、歯と言う内臓にそぐわない安いモノを詰めたり被せたりして再治療のサイクルを早めますか？　あっという間にあなたの歯は削りつくされてしまうでしょう。

そもそも保険診療は「治療」しないと診療報酬がもらえないシステムです。保険診療で利益を出すには、とにかく「治療」が必要です。では「治療」とは？　もうおわかりですね？　歯を削ることです。

さらに、日本の保険診療の歯科の診療報酬は他の先進国に比べて0が1つも2つも少ないのです。単価が安いからこそ、数をこなさないといけない。数をこなすということは？　もしかしたら本来1本だけしか治療の必要がなかったかもしれないのに、抱きあわせでさらに1～2本つい・・でに削られている可能性は大いにあります。当院に見学や面接に来る歯科衛生士は皆さん口を揃えてこう言います。

「先生（歯科医院）はすぐ歯を削っちゃうから」「ここは本当に削らないんですね」「削らないってホームページに書いてあっても削りまくるところが多いのに」

『安くてよかった』と思っていても、場合によっては必要以上に削られている可能性が高いのです。

究極の予防歯科

むし歯や歯周病の治療をする前に予防する方法を知れば、もうむし歯で痛い思いをしたり、削られることがなくなります。ここでは一生むし歯で悩まない、知るだけでリスクがグンと減る、むし歯と歯周病のお話をしますね。

「歯は内臓」とは。

はじめて聞いた人はポカンとする人が多いですが、口腔は消化管というれっきとした内臓です。歯は口腔を構成する要素の一つです。唾液の中には唾液アミラーゼという消化酵素が出ています。ここで食べ物を粉砕して胃に行き、小腸に行って大腸へ行って、出ていきます。

つまり、消化管は一本の管で、口腔は消化管の第一の臓器なのです。したがって、消化管を構成している歯に穴が開く。これは身体にとってなかなかの事件なのです。

みなさん、「歯は削って詰めたらいいんでしょ?」「セラミックに替えたからOK」「歯がなくなってもインプラントもある」「入れ歯もあるし」みたいにおっしゃいます。簡単に取り替えができると勘違いしてらっしゃる方も多くいらっしゃいますが、歯は内臓を構成する要素なのです。

以前、私のやっているYouTube「歯は内臓チャンネル」に「セラミックは正義で、銀は悪ですか」と質問がありました。

たしかに銀は体に悪いという意味では悪ですけれども、セラミックだって実は単なる代替え品です。「金属は体に悪い」と健康の為に「メタルフリー治療」と称して金属を除去してセラミックを入れたとしても、セラミックを歯にセットする接着剤は化学薬品です。金属はダメで、化学薬品を多用するのはOKですか？　歯は内臓を構成する要素だというところをよく意識したら、簡単に削って人工物におきかえることに躊躇するはずです。

しかしこの考えを持っている歯科医師の先生や歯科衛生士は、実はマレです。みなさん「穴が開いているのだから治療は当たりまえ」と思っています。虫歯という事象に対処するだけで、原因があるとはあまり考える機会はないのです。

むしろ歯科関係者こそ、「歯は削るもの」という洗脳があるかもしれません。その洗脳こそが、日本人の歯の悪さの原因だと思っています。

バイオフィルム（細菌）除去が鍵

「歯は削らない方がいい。歯が悪くなる原因を除去していけば良い」と、この本のすべてでお伝えしています。

ここからは具体的に歯を削られないためには、そしてむし歯にならないためには何をしたらいいかというお話をしていきます。

答えは3つです。

①毎日の上手な歯ブラシと歯間ブラシ
②定期的なバイオフィルム（細菌）除去
③むし歯菌の餌を口に入れない

①毎日の上手な歯ブラシと歯間ブラシは、自己流ではなく歯医者さんできっちり習って自分に合ったやり方を習得してください。

③は第一章の23～29ページでお話しました。

ここでは②定期的なバイオフィルム除去について詳しくお伝えさせてください。

バイオフィルムとは「細菌の分泌する膜」「細菌の集合体」です。

細菌が歯の表面で安定して暮らしていくための「細菌の家」みたいなものとお考えください。

「家」があると雨風を防いでくれるし安心して生活できますよね。

実は口の中は消毒の為に唾液がグルグル回っています。

細菌はそのままだと唾液に流されて、飲み込まれてしまいます。

そこで、流されずに定住していくために「家」であるバイオフィルムを分泌します。

バイオフィルムは不溶性グルカンという成分で、ネバネバしていて水をはじきます。

つまり、バイオフィルムは唾液の消毒の流れもはじき、洗口剤もはじき、抗生剤もはじく、フッ素もはじきます。

細菌は安心な状態になって、「家」の中でどんどん細胞分裂をして増えていくのです。

「家」の中で生活をすると、生活排水が出ます。その生活排水に当たるものが、むし歯菌であれば酸なので歯が溶けてしまいますし、歯周病菌であれば人にとって毒を出すので歯肉が腫れて病気になります。

また、細菌数が増えすぎると毒性がアップするという特徴があります。

徒党を組んで悪さをしてくるんですね。

しかし「そんな悪いヤツらなら全滅させてやろう!」などという極端な考え方はいけません。

むし歯菌も歯周病菌も常在菌です。共存していかないといけません。

自分の細胞は38兆個、同居している細菌の数は130兆個。なんなら細菌に生かされているとおっしゃる先生だっているのです。

いて当たり前の存在です。ではどうするか。

悪さをしない数にとどめておけば良いというのが歯科先進国スウェーデンの考え方です。

細菌は放っておいたら細胞分裂で無尽蔵に増えていきます。

そこで定期的にバイオフィルム（細菌）除去を行います。一度バイオフィルム（細菌）除去をして終わりではありません。

口の中は湿度100％、40℃前後で細菌が繁殖しやすい環境です。毎日食事もするので細菌の餌が定期的に口の中に入ってきます。

生きている限り、定期的にバイオフィルム（細菌）除去を行います。

この考え方で、スウェーデンは予防大国になったのです。そして歯を失わずにいることは生涯医療費も下がると示してくれています。

治療の為に不定期・不明瞭に歯科医院に通い歯を失っていき、歯が悪いことで生活習慣病を次々発症して死ぬまで薬漬け、医療費もかかって不健康な余生と、予防の為に定期的に歯科医院に通い歯も身体もずっと元気で楽しい余生。

あなたはどちらを選択しますか？

バイオフィルム（細菌）除去はエアフローという機械と、エリスリトールパウダーというパウダーを使用します。この機械は、歯と歯肉の間（歯周ポケット）や軽度のむし歯の穴の中や、ピタッとしていない詰め物・被せ物の隙間の細菌を物理的に洗い流してくれます。

そう。私の「むし歯をあえて削らない」はこれなくして成り立たないのです。

これらの道具や知識をフルに使ってむし歯を進行させないという状況をあなたに作り出していくのです。

よく、「ちょっと不定期だけど歯医者さんに行ってクリーニングしてもらってるから大丈夫！」という方がいます。

しかし考えてみてください。定期だろうが不定期だろうが、歯石を取っていても、詰め物が外れたその下にとんでもないむし歯が発見されてしまったり、なんなら歯石を取りに行くたびについでに小さなむし歯を治療されたりしていませんか？

実は、「歯石」とは細菌の死骸です。生きて毒を出す細菌の塊であるバイオフィルムと違って歯石は人体に無害です。

しかし歯石は表面がガタガタしています。軽石みたいな感じです。つるつるのエナメル質の表面より細菌が家を建てやすいので、細菌のたまり場を減らすためにバイオフィルム除去のついでに歯石を取ります。

つまり、優先順位はバイオフィルム除去（細菌）＞歯石除去です。

また、歯石は日常的に細菌がたまっているからこそ出来てしまうものです。歯ブラシが不良だからこそ細菌がたまり、唾液や歯肉の浸出液のミネラルが細菌に浸透すると石灰化した細菌の死骸、すなわち歯石になります。

そもそも頻繁に歯石を取らないといけないのなら、歯石がつかないような歯ブラシを覚えてもらうことが先です。

残念なことに、日本には歯石を取ることを「歯周病の治療」「クリーニング」と称している歯科医院が多いのです。

バイオフィルムを除去せずに歯石だけを取っているのでむし歯や歯周病の予防効果を得られずに、ちょこちょこむし歯ができたり、歯肉がはれたり、たくさんの治療が必要になってきてしまいます。

また、実は歯科医院によって「クリーニング」が何を指しているのかも違います。

歯石除去することを「クリーニング」と呼んでいたり、歯を回転ブラシでゴシゴシこすること（プロフェッショナルティースクリーニング・略してＰＭＴＣ）を「クリーニング」と呼んでいたり、歯石除去とＰＭＴＣ併せて「クリーニング」と呼んでいたり。

もっとガサツな言い方だと「お掃除」というクリニックもあります。

名称や定義がはっきりしないので患者さんも『何してるかわからないけどとりあえずやってもらってるからいいか』と予防歯科でないのに予防歯科をやっているかのような勘違いをしてしまうのです。

むし歯や歯周病の予防をしたいならば、「バイオフィルム（細菌）除去」を定期的に行う必要があります。

細菌は全身に波及する

歯周病の話について、少し深堀りします。

患者さんも、歯医者さんも歯科衛生士さんさえ「歯石を取ることが歯周病治療だ」と思っている風潮があります。歯をこすって表面を磨いてあげることがクリーニングだと思っている方が多いのです。実はそうではなくて、本当に疾患を予防しようとすると「細菌を歯の表面から取らないといけない」のです。それはどうしてか。ひとことで言うと、**細菌は全身に波及する**からです。

歯と歯ぐきの溝の中に細菌が溜まっています。その細菌（歯周病菌）が毒を出します。

歯ぐきの中は、毛細血管だらけ。毛細血管から細菌自体も入ってきますし、細菌が出す毒も入ってきます。血流に乗って細菌も細菌が出した毒も全身をめぐります。そうなると、侵入してきた細菌や毒と戦うために免疫細胞も荒ぶるわけです。すると、身体のあちこちで炎症が起きます。**炎症は全身に波及します**。全身に波及すると、**血管の病気や認知症、自己免疫疾患**など、「こんなところにも?」というくらい、いろんな病気の元として出てきます。

糖尿病や血圧についても、歯周病との関係性について、いろんな論文が出ています。そこで口の中をきれいにしていたら、そういった病気のリスクを下げることができます。

要するに、**歯は歯だけの問題ではなく、全身に関わってくる**のです。

アメリカに行った方から「アメリカの予防医学会って歯医者さんが仕切ってたんだよ!」と聞

いたことがあります。口の中をきれいにしておけば、いろんな病気になりにくくなることがわかっているから、歯医者さんが予防医学会を仕切っているわけですね。その意味では、日本はやはり遅れていると思います。

口腔衛生はセルフケアがメイン

歯周病は、地球上で一番罹患率（りかんりつ）の高い病気です。皆がかかっている病気といえるでしょう。「自分だけは大丈夫」「歯だけは丈夫だから歯医者に用はない」は危険な勘違いです。

歯周病治療の着地点は、歯肉からの出血をなくすことです。歯石だけ取っても細菌除去をしていなければ歯肉出血は治まりません。また、私の得意なむし歯を削らないでケア・メンテナンスする方法も、まず、口の中の環境改善が必須です。具体的には、歯ブラシ、歯間ブラシなどの毎日のケア。さらには、定期的なバイオフィルムの除去。特に毎日の歯ブラシは上手になっていただく必要があります。なぜなら、**歯ブラシが上手でないからむし歯や歯周病を増悪させるのです。**そして定期的に、効果的なメンテナンスをしてください。

やるべきことをしっかりやって、口の中に歯周病菌が溢れかえっていなければ、歯ぐきの腫れも引いて、血も出なくなります。むし歯菌も少なくなれば、多少むし歯で歯が溶けていたとしても、慌てて治療をしなくても大丈夫なのです。

逆に、削ってしまったら、銀やプラスチックなどの人工物を詰めないといけなくなります。すると、大体7年後くらいには再発する傾向があります。結局、細菌天国になっている箇所を削って埋めるから、詰めたキワからまたむし歯になっていくわけです。そういうことを繰り返していると……歯はそんなに大きいものではありません。奥歯の大きな歯ですら、1.5センチくらい。繰り返すうちに、あっという間に歯がなくなってしまいます。

それが、あなたの人生で何回起きるか、という話です。だからこそ安易に歯は削らずに、ドリルを使う日を極力遠い日にするということがおすすめです。

削らない治療を選択するなら、ただ様子を見ているだけではなくケア・メンテナンスをする。毎日の的を射た歯ブラシ・歯間ブラシと3か月おきのバイオフィルム除去。バイオフィルム除去のたびに口の中を定期的にチェックすることが大事です。それが削らないという選択をした歯の寿命を伸ばす重要な要素です。

ただし、すでに穴が開いてしまっている歯に関しては、何らかの治療をしなくてはなりません。しかし、ひとたび削ると削る量が多くなりますから、なるべく削らなくて済むようにドックベストセメントのような薬もありますよと、お伝えしています。

とはいえ、方法ばかり追いかけていると、本質を見失いがちになります。本質は、「なぜむし歯をつくって、なぜいま治療方法を探すハメになっているのか」というところです。治療にこだわりすぎると、どんな薬をつけても、今度は別の歯がむし歯になってしまうかもしれないからです。

歯科でも血液検査をする理由

当院では、必要と判断した患者さんに血液検査をおすすめしています。例えばオペをする方、むし歯を繰り返す方、バイオフィルム（細菌）除去を定期的に行っても歯肉出血がおさまらない方などです。なぜなら、同じ処置をしているにも関わらず、栄養状態の悪い方は治療がうまくいかないからです。ご本人に自覚がなくても、内臓である口の中の状態が悪い方は、全身状態も連動して悪いことが多いのです。逆に、体の状態が悪そうな方は口の中にもトラブルが頻発します。

――その方の栄養状態がわかると歯科疾患のリスクもわかる

体の栄養状態が悪いと歯科治療にどう影響するかと言いますと、インプラントが骨とうまくくっつかずに取れてしまったり、普通に削って普通に詰めただけで歯の神経が炎症を起こして死んでしまったりします。生えてる親知らずを、同じように抜歯しても差が出ます。20代後半の女性はすぐに治り、

「全然痛くなかったです！」

と言ってくれるのに、子宮筋腫を長年患っていて毎月の出血量が多く、重度の鉄欠乏の40代後

半の女性は、ドライソケットという骨がむき出しになる状態になり、傷がなかなか治らないこともありました。

栄養療法（オーソモレキュラー療法）を勉強するまでは臨床経験を重ねながら『同じ処置をしているのになぜこの患者さんは治って、あの患者さんは治らないんだろう?』と、ずっと疑問に思っていました。栄養療法（オーソモレキュラー療法）を学ぶと、今までの疑問がいくつも解決しました。

その患者さんに身体や細胞を治す材料がないと、処置の術式が同じであっても治らない、治りが悪いということを頻繁に目の当たりにしています。

私は栄養療法（オーソモレキュラー療法）を勉強した結果、その方が治療に耐えられるかどうかを確認してからでないと、いきなり不可逆なことをするのは恐ろしいと思うようになりました。慣れてくると、『この方、この治療今はうまくいかないかも』と顔色や雰囲気、態度で分かるようになってきます。「治療を早くしてほしい」と言われても口腔内環境や体調を整えることを優先することもあります。

――血液検査で歯の健康状態もわかる

そこで、当院では会社で一年に一回行われる血液検査のデータを持ってきて見せてもらっています。項目が少なくても参考になります

すると動脈硬化があるとか、脂肪肝だとかたんぱく質欠乏だとか、鉄欠乏だとかがわかるので、「これは傷が治りにくいな。感染しやすそう」などとわかりますから、対策を講じてもらいます。

要するに、歯科の治療の成功率を上げるために、患者さんに生活改善をしてもらうわけです。

――栄養療法の必要性に気付いた患者さんの治療結果

インプラントオペの為に血液検査をした患者さんがいました。結果、血管系の障害のリスクを強くお伝えしていました。その後しばらくお見えになリませんでした。

お久しぶりに来院なさったら、

「脳血管切れて大変だった」と教えてくれました。医科にかかっている際に、当院の血液検査の分析と生活改善の話が頭をよぎっていたそうです。

「もっと早く気をつけられていたら」と思ったと言っていました。

実際に病気になってみないと、わからないものですよね。

「リスクがあるよ！」とお伝えしても、あまりピンとこないのでしょう。とはいえ、事実は事実。血液は嘘をつきません。ぜひ患者さんには生活改善をしていただき、健康長寿を満喫していただきたいと思います。

こんな歯科もけっこう面白いと思いませんか？　むし歯になりやすい人も、知覚過敏に悩んでいる人も、歯周病が重度の人も、血液検査でわかることが多いのです。

あなたも、「自分は大丈夫」と過信していて取り返しがつかなくなる前に、確認した方が良いかもしれませんね。現代人は何かしら色々病気のタネをかくし持っているものですから。

エピソード2
「どんな小さなむし歯でも見つけて治療してあげて」と甘い囁き

歯科医師一年目だったと思います。

当時、国家試験は通ったものの、まだ何も出来ない・わかっていない私を雇ってくれていた院長が、

「どんな小さなむし歯でも、見つけて治療してあげて。早期発見・早期治療だよ」と教えてくれました。

当時の私は歯科医師になれて治療ができるようになったのが嬉しく、また、削った歯がその後どのような流れで悪くなっていくかも理解していなかったので、奨励された通り、小さなむし歯もちょこっと削ってちょこっと詰める・金属と歯のキワがちょこっと虫歯になっていれば再治療、というのを張り切ってどんどんやりました。


すると……


ちょこっと詰めた詰め物はすぐとれてしまう。

せっかく再治療した歯もまた後日むし歯になる。

など、せっかく労力をかけた治療が、どうもあまり好ましくない結果を出すことが多いなと感じるようになりました。

当時は自分の腕が未熟だからだと思い、様々な治療のセミナーに参加しました。

平日は雇ってくれている歯科医院で治療を頑張り、休みの日は歯科のセミナーに参加する。そんな生活を何年か繰り返し、とあるセミナーで仕事盛りのベテランの先生とお話する機会があった時に、私の方向性が決まりました。

その先生はまだ若輩者であった私と同じ、「自分の施した治療が2〜3年もすると再治療が必要になってしまう」という悩みを抱え、それを解決するためにセミナーに参加していたのです。

「あ、治療法じゃなくて、その前段階の話なのかも」

と天啓を受けて、歯が悪くならない方法を探すようになりました。

第三章　真実

歯科医の真実

以前、幼い我が子と布団に入り、寝る前のおしゃべりを楽しんでいたときのこと。

そこで、寝る前にやってあげた子供の歯みがきや舌磨きについての話題になりました。その話題が膨らんで、歯科治療の問題点まで波及しました。

これは本当に大切な話なのでこの本にも記載します。歯医者さんは、「歯を治すことができない」ということを。

この話は、来院なさる患者さんにもお伝えすると、同様にショックを受けているケースが散見されます。


ここでは、その会話の内容をお伝えしていきましょう。

幼児との会話を再現
幼児「なんで、歯みがきするのー?」
池村「口の中のバイキンが歯の表面にこびりついてるから、歯ブラシでこすって落とすんだよ。もちろんほっぺやベロにもバイキンはいるんだけど、ほっぺやベロは皮膚だから垢として表面が脱落するんだよ。だからバイキンはずっとそこに住めないの。

でも歯の表面は硬くて動かないから、そこにバイキンがおうちを建てて住んじゃうんだよ。」
幼児「なんでー？」
池村「おうちを建てたバイキンがなんで悪いかって言うと、バイキンがね、私たちが食べたゴハンを一緒に食べるんだよ。食べたらうんこするでしょ？　バイキンもうんこするんだ。そのバイキンのうんこが酸で、歯が溶けちゃうんだよ。それがむし歯。」
幼児「でー、むし歯なっちゃったら、歯医者さんに歯を治してもらうの？」
池村「歯医者さんは、歯を治せないんだよ。」
幼児「え？　ん？」
池村「歯医者さんは、痛くなった歯を痛くなくしてあげたり、穴が開いちゃった歯にフタしてあげたりすることはできるけど、元通りの歯に治してあげることはできないだよ。」
幼児「え？　治らないの？」
池村「そうだよ。歯は二度と治らないよ。だから一生、穴が開いた形のまま。歯医者さんはむし歯であいた穴にフタをしてあげてるだけ。だから穴が開かないように必死で守っていくんだよ。むし歯なっちゃった人は、一生その傷をかばって気をつかいながら生きていくんだよ。」

幼児「えー……（怖がっている様子）」

池村「だから、毎日の歯みがきも大事だし、甘いもの食べないようにすることも大事なんだよ。

甘いものはバイキンが喜んじゃうから。」

予防歯科を利用することで節約できる

『むし歯なったら歯医者さんへ行って治してもらえばいいや』という意識だと、**自分の健康を損なうことや歯を削ることは命を削ることと**など、そういった大切なことに、一生気がつかないまま生きていくことになります。

予防歯科を利用することで生涯医療費1600万、3200万など（計算方法がいろいろあるのでしょうが、とにかく千万単位で人生得します）節約できるのような記事を、最近よく目にするようになりました。たしかに、かつては治療優先の時代もありました。でも、歯科治療を一生懸命した方で、良くなっている人はいないですよね？　いっときは咬めるようになって一安心しても、数年後にまたどこか調子が悪くなっているハズです。

日本はまだまだ治療優先ですが、世界は確実に予防歯科が定着しています。

「とはいえ、自分はもう歯を削りまくってるし……もう無理だ……」と思っているあなた。

悲しむことはありません。現状から未来に備えるためにできることはたくさんあります。**何もしない未来よりも、できることをやって備えた後に来る未来は雲泥の差**だと、私が保証します。

セラミック矯正の真実

セラミック矯正で歯並びはキレイになるけど……、リスクを理解していますか？

あるとき、患者さんからこんなことを相談されました。
その患者さんは、「翼状捻転（よくじょうねんてん）」または「ウインギング」という、前歯がちょっとひねった感じの歯並びを気にされて相談を受けました。（「翼状捻転」で画像検索したらすぐ「あー、こんな感じ？」とご理解いただけます）。

「セラミックを被せてほしい」と言われましたが、むし歯でもない歯を削って被せることのリスクと、歯を動かす矯正でもその悩みは解決することを伝えました。

ところで「歯を動かす」矯正とは、普通の一般的ないわゆる矯正治療のことですが、実は今、この世の中には「歯を動かさない」矯正があるのです。

いわゆる「矯正」とは歯を動かすことなので言葉に矛盾が生じますが……。
そう、「セラミック矯正」とは、歯を動かさずに、気に入らない並びの歯を全部削って綺麗に見えるセラミックを被せて見た目をひとときキレイにするやり方の俗称です。
本当は「矯正」ではなくて、ただ被せてるだけですから、正確には「補綴」と言います。すぐにキレイな見た目にはなりますが、将来的に大きなリスクをはらんでいます。そのリスクについて、お伝えします。

セラミック矯正で歯並びはよくなるけど……

セラミック矯正（本当は「補綴」だけど）で歯並びはきれいになる？

もちろんです。

ただ、リスクもご確認ください。

セラミック矯正（本当は「補綴」です）とは、叢生（いわゆる乱杭歯）をきれいにするために行われているようです。

重なって段々になっている歯を、複数本削って、セラミックを被せて（つまり補綴している）見た目がきれいな歯並びにします。

しかし、もともと唇側に出たり舌側に引っ込んだりしていた歯たちです。歯肉からの生え際はそろっていません。

それを見た目はきれいなアーチにするために、例えば引っ込んでいた歯の唇側のセラミックは分厚い形にしないといけません。

逆に唇側に出ていた歯は後ろ側が分厚い被せ物にならざるをえません。

つまり、自分の歯と被せ物の接続部分がピタっとしにくいということです。

接続部分がピタッとしていないということは、後日接続部分でトラブルを起こしやすい構造と

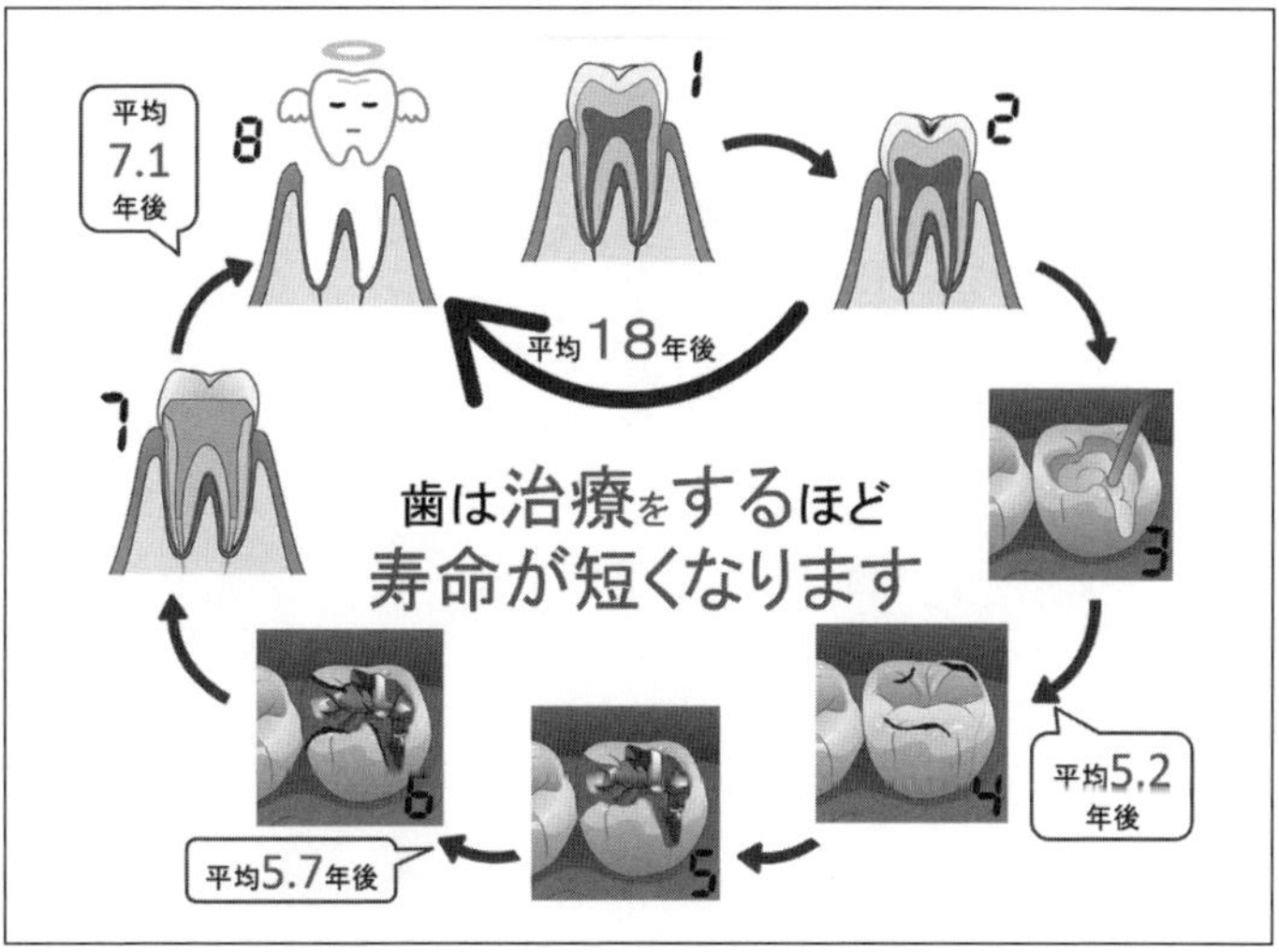

リピートレストレーションサイクル

言えます。

このような歯並びの悪さをごまかすために被せ物をされている歯を拝見すると、だいたいピタっとしていない被せ物のせいで歯肉が腫れていたり、歯と被せ物の接続部分がむし歯になっていたりしています。

さらに、被せるとなると歯をかなり大きく削る必要があります。

大きく削ると歯の神経がダメージを負い、痛みが出てしまう可能性が高いです。

そこで先に神経を取ってしまい、それからセラミックを被せることが多いようです。

「神経を取る」ステージはどのあたりでしょうか？　抜歯の前です。

「○○美容外科・歯科」のホームページの「よくある質問」に『神経は取らない方が良いと聞

きました。取ってしまって大丈夫でしょうか？』という問いに、『昔と違って今は技術も進歩しているから大丈夫です。』と書いてあってあぜんとしたことがあります。

歯の神経の治療（根管治療）は非常に繊細で難しいのです。取らないに越したことはありません。

また、歯と身体の構造を対比させてみましょう。

身体の構造は、「3層構造」になっています。例えば、『頭』を想像してください。外側は皮膚や髪が覆っていますね？　その下に骨。さらにその下に脳。という3層構造なのです。

これは歯も一緒で、一番外側に「エナメル質」。エナメル質の下に「象牙質（ぞうげしつ）」。その下に「歯髄（しずい）」、ざっくりこんな3層構造だと思ってください。

身体と歯の違いは、皮膚は血液が通っているので切っても擦れても必ず治ります。一方、**歯（エナメル質）には、血液が通っていないので、いったん損なうと一生治りません**。一生治らない傷を抱えて生きていくことになります（JPOP歌詞みたいですが、事実です）。

つまり、歯を削って詰める、被せるということは、一生治らない傷にばんそうこうを貼ってかばいながら生きていくのと同義です。すでにエナメル質の一部がむし歯で破れてしまっているなら、それは必死でふさがないといけません。

そしてばんそうこうは経年劣化します。治療して終わりということはなく、「ばんそうこう」が劣化していないか、「ばんそうこう」を貼っている歯に異常がないか、まだ「ばんそうこう」を貼られていない歯は無事か、定期的にチェック・ケア・メンテナンスすることが必要です。

また一度シャワーを浴びたらはがれてしまうような、100均で売られている一箱100円（100枚入り）のようなばんそうこうを使うのか、キズパワーパッドのように2週間でも1か月でも傷口を覆ってくれるばんそうこうを使うのか。歯に開いてしまった一生治らない傷を覆うなら、長持ちする「ばんそうこう」を選ぶことが後のトラブル発生率（再治療）をおさえることになります。

治らない傷にばんそうこうを貼るだけでOKですか？

今回のご相談に話を戻しましょう。今回のケースは、歯はむし歯ではありません。歯の生えている角度を変えたいだけです。そのために、エナメル質をひん剥いて、象牙質をむき出しにして、そこにばんそうこうを貼る（被せ物をする）のはいかがなものでしょうか、と。

たしかに一時はキレイですが、とても良い「ばんそうこう」すなわちセラミックを選んだとしても所詮は「ばんそうこう」なので、もしかしたら一生のうちに何回か取り替えないといけないかもしれませんよ、とお話ししました。

セラミックの被せ物、当院ですと1本17万円（税抜）です。×2本で34万円の売上になります。被せるのは歯科医師免許があれば、だれでも簡単にできます。削って型取りするだけですから。今日削って型取りをして次のアポイントでセラミックをセットしたら、あらキレイ！　たった二回できれいな歯並びになりました！　歯医者さん的にはおいしいお仕事です。セラミックの色を白くしたら、なお素敵な笑顔になれますね！

でも、ちょっと待ってください！

他にもおすすめの治療法があります。

それは、「ミニ矯正」という方法です。前歯だけでしたら、半年もしないで終わります。これならエナメル質をずる剥けにしなくても大丈夫です。

デメリットを言えば、削って型取り、次回セットという流れとは違って、2回では終わりません。

それでも、半年くらいで神経が生きたまま、自分の歯を削らずにきれいにできるのなら、どうでしょうか？

患者さんはお話の結果、ミニ矯正を選択なさいました。歯は削らずにキレイな笑顔を手に入れたわけです。

〝削るってこんなに人体に大変なこと〟と一生懸命お話していたら、患者さんは「セラミック被せたいって言ったら喜ばれると思ったのに説教されるなんて」と笑い出しました。

でも、詰める被せるは最終手段。削らない方法があるならそちらを選択される方が歯も長持ち、健康も長持ちします。

セラミックの方が簡単！

やはり医療人としては、「簡単に済むから」、「患者さんが望んでいるから」で進めるよりも、患者さんの身体・その後の人生を守るためには矯正のほうがいいよ、と伝えたいのです。患者さんご自身がリスクをしっかり把握して、それでも「今すぐきれい」が先なら、セラミックにするのもやむなし、という場合もあるでしょう。しかしここまでお話ししでなおも「セラミック矯正」をご希望される方にいまだお会いしたことはありません。

私は、患者さんに必要なことだけを提案します。今回の例で言えば、「歯を動かす」矯正を選択したことで歯は削られずに済みました。患者さんに必要ないと判断したものは一切お勧めしません。無駄な補綴をされて歯の寿命を短くしている患者さんをたくさん見ていますので、まだ無事な歯が多い方にお伝えしたいと思っています。

また、「すでに自分の歯、めっちゃいじくられてるよ～」という方、ご心配は無用です。削った歯は戻りませんが、ケア・メンテナンスする方法はあります。悪くなるスピードを最大限遅くして再治療が必要になる日を遠い未来に持っていくことができます。

治療費が高くて有名なアメリカの歯科事情

数年前（2023年現在）、アメリカに住んでいる方から、アメリカの歯科事情を伺いました。結論から申し上げますと、日本人は今とても恵まれています。保険制度を作ってくれた先人に感謝しつつ、保険制度では賄えない（医療保険は病気に対する給付金のため）予防の部分は自分で出して疾患予防をしていきたいですね。

アメリカは日本とは違う医療制度ということで、毎月700ドル保険料を払うそうです。ところが、歯科は適応ではありません。歯科の保険は、プラスで200ドル。しかも、実際に歯科医院にかかると保険の効かないものばかりなので200ドルの保険には入っていない方がほとんどだとか。

その方は歯肉が膿んでしまい、それを取るのに20万円くらいの治療費だったそうです。（歯根端切除術のことか？）

さらには、それをしても良い状態にはならなくて10年後には抜歯になってしまうかもと。その上、悪い歯はそれだけではない。10年後にインプラントにすると、今20万円＋10年後にインプラント100万円＝120万円。

それなら今抜いて、インプラントなら100万円ですむなあとかいろいろ考える、とおっしゃっていました。高額なので、アメリカの方はみなさん自分事として真剣に必死に考えるし、そもそも治療に至らないように必死で歯を手入れします。アメリカのCMで「フロスオアダイ」（デンタルフロスするか死ぬか）というのがあるそうです。ケアすることが、医療費の削減に直結するのだから真面目にケアします。

日本の場合、保険の治療費が安すぎてあまり考えず、テキトーに治療しているケースが目立ちます。しかし、歯科の治療は決して治っていません。テキトーに削るよりも予防をして、きちんと年単位で、人生の時間軸で治療計画を立てていくと、自分の口腔という内臓を維持できます。

思い出してください。**口腔は内臓です。内臓をおろそかにしていると、様々な全身疾患を引き起こします。**全身はつながっていますからね。

エピソード3　「時給分は削ってください」とキツイ指示

若い歯科医師というのは、少し仕事ができるようになったと思うと（まあ実際は院長や周囲のスタッフに支えられて、やっとルーティンワークがこなせるようになっただけなのですが）、週5で働くメインの歯科医院以外で、アルバイトをしてもっと稼ごうとし始めます。若いので体力もあるし、歯科医師の仕事をもっとしたくなるのです。

例にもれず、私も若いときにメインで勤める歯科医院以外の、とある住宅街の歯科医院で、週に一回お勤めをしたことがあります。

こちらの患者さんを削り終わったら、次はあちらの方に麻酔をしてと、どんどん削って詰めていくスタイルの歯科医院でした。

そこで、小学生の女の子の、永久歯を麻酔して削るように指示された時に、

「さすがにこの子はまだ人生長いし……」

口の中を見ると歯ブラシが下手だったので、この状態を放置してむし歯治療をしてもどんどん再発してしまうと思い、麻酔が効くまでの間、歯ブラシを購入してもらって歯ブラシのやり方を指導していました。

すると、院長先生に控え室に呼ばれて、「先生には、そんなこと（歯ブラシ指導）してもら

うために来てもらってるわけじゃないんです。時給分は削ってください。」
と真顔で言われました。

「時給分は働いて、じゃないんだ。時給分は削って、なのね……」

と、歯科業界の闇を目の当たりにした気分になりました。

削らない・悪くならないためにはどうしたらいいかをすでに模索している時期でしたので、恐ろしくなり、そのクリニックはわりとすぐにやめてしまいました。

第四章

歯医者で失敗する人の3つの特徴

歯医者で失敗する人の3つの特徴

長年、色々な患者さんを拝見してきましたが、悪い結果に邁進していく方が一定数いらっしゃいます。

特に私のクリニックには「削られたくない」「歯を守りたい」という方が多くお見えになるのですが、悪い結果に邁進していく方は、「こうすると悪くならないよ」「それを選択すると歯が壊れやすいよ」とお伝えしても、あえて悪くなるほうへ突っ込んでいくのです。

そしてどうやら、そのような方には共通点があることに気づきました。

3つにまとめたので、特徴を一つ一つ説明していきます。

ちなみに、私が言うところの歯医者での「失敗」の定義は、治療した歯が後日今以上に悪くなることです。

1　治療方針を家族、友人に訊く・相談する人

これ、わりと多いです。あなたの家族や友人は歯科のプロではないですよね？　あなたと同じ歯科の素人です。あなたと同程度か、それ以下の知識しか持ち合わせていないはずです。

または、家族や友人が歯科医師・歯科衛生士・歯科助手だったとしても、歯を削らないために勉強を繰り返し、実際に歯を削らないために何をすべきか日々取り組んでいる歯科医院にお勤めの方でしょうか？

削ること＝毎日の仕事の歯科医院に勤めている歯科医師・歯科衛生士・歯科助手は日本全国に多数います。

残念ながら日本は先進国にも関わらず、未だに歯を削る治療が主流です。削る治療に馴れている歯科医療従事者が良かれと思って助言してくれたとしても、この方々は**あなたの人生や健康に、責任は負っていません。**

しかも、話を聞いただけであなたを診査診断していませんね。歯科衛生士と歯科助手はそもそも診断できません。

歯を削る治療がメインの歯科医療従事者は、「歯が悪くなっていくのはしょうがない」くらいは平気で言います。

歯科医師・歯科衛生士という国家資格保持者であっても、削らないために何をするべきかは学校では習いません。学校で習うのは「治療」です。

少なくとも、私が歯科大生の時は習っていませんし、今、私のところに見学や面接にいらっしゃる歯科医師や歯科衛生士達は削らないために何をすべきか、理解している人はいません。

それは、日常の普通の歯科の「治療」では歯を削らないための知識も技術も不要だからです。

そういった仕事が日常の歯科医療従事者に相談なさると、

「削っちゃえば？」「保険治療で充分でしょ」

というアドバイスを頂くことになります。

そのアドバイス通りに実行すると、削らずに守れる歯もどんどん削られていきます。歯が悪くなる原因を生活の中から排除していないので再治療のスパイラルにはまっていきます。

歯は自然には治りませんし、治療したって詰め物や被せ物は、自分の身体にはなりません。**ずっと異物のままです。**異物を24時間365日、口という内臓に入れ続けるわけですから、将来いかにトラブルを起こさないようにできるかを考えることが大切です。


プロフェッショナル仕事の流儀やカンブリア宮殿という番組に出演なさった、予防で有名な熊谷崇先生は「治療で歯を失い続けてきた日本人」と評しますし、番組内で「保険診療で安価に治療できるからおかしくなる」とおっしゃっていました。

また、スウェーデン式歯周病治療の大先輩である先生が日本人を象徴する出来事を教えてくれたこともありました。

歯周病治療や予防歯科は定期的な来院が命ですが、定期的な来院を途中で拒否する方がいたそうです。

なぜ中断になったのかその患者さんに訊いたところ、その方の同僚に「まだ歯医者通ってるの？　オレはもう終わったよ！」と言われて通院をやめたとのことでした。

「日本人は患者さんの身近な人が足引っ張って来ることあるから気を付けてー」と教えてくれました。

治療優先の歯科医院と、悪くならないための・再発を防ぐための・良い状態を維持するための歯科医院は診断も治療内容も通院頻度も違います。

とはいえ、日本の現状は「痛い！」や「取れた！」など治療のために歯科医院へ駆け込む方が大多数。しかし、駆け込んで治療法を選択するその時にできる限りあなたの人生にとって誠実な治療を選択し、歯が悪くならないためのメンテナンスを計画的に定期的に行っていけば「歯を失い続ける」スパイラルから抜け出せます。

歯の治療に関しては保険治療にこだわらず、気軽に削るのではなく時間軸も考慮に入れると歯科治療で失敗するリスクを下げられるでしょう。

しかし残念ながら時間軸まで考慮に入れて診査診断してくれるところは少ないです。

いずれにせよ、**プロでない人に相談するのは命取りです。**

普通の歯科診療なら、素人に相談してはいけません。削らない・歯を守る治療を求めるなら、素人にも、削るのが得意な先生に相談してはいけません。

2　とにかく問題解決を避ける・先延ばしにする人

歯の問題は時間が経てば経つほどややこしくなります。むしろ、悪くなる一方。ベクトルの向きはひとつです。刻々と悪くなっていくだけ。傷口は広がり続けます。

例えば、

・歯が抜けた
・歯を削りたくない
・ブリッジはいや
・インプラントもいや
・部分入れ歯もいや

で、結局、もっともリスキーな「放置」という選択をしてしまっている方。

放置すると、残りの歯が倒れたり動いたりして全体のかみ合わせがおかしくなります。

また、抜けたのはその歯1本だけで他の歯は全く削られたこともない健全な歯だけならまだ耐えられるかもしれませんが、神経のない歯が何本かあるようであれば、その神経のない歯が噛み合わせのバランスが崩れたことにより歯根破折を起こす可能性も増えてきます。

歯根破折を起こすとほぼ抜歯になります。歯根にヒビが入ると、そのヒビを伝って口の中の細菌が歯槽骨の中に侵入してくるからです。歯ブラシで除去できない場所に細菌のたまり場を作ってしまうのは周囲の歯だけでなく、全身にもよくありません。

人間の歯の本数は、親知らずを抜かして28本です。28本で噛み合わせの大きな力（体重の倍以上と言われています）を支えています。

歯の本数が減れば減るほど、残った歯にかかる荷重は増大します。つまり、トラブルを起こす歯・治療が必要な歯が増えていくということです。

口腔という内臓は、左右連動して動くので、右の歯が悪くなれば左の歯も悪くなり、逆もまたしかりです。

1本のインプラントで済んでいたはずが、放置したために反対側の歯も悪くなりもっと治療費がかかるようになった話などは枚挙にいとまがありません。

歯がない状態を放置した結果、隣の歯が倒れ込み、いざ治療をしようとしたときに矯正をして倒れた歯を起こすと、治療期間・費用が余計に掛かります。

倒れた歯をそのままブリッジの土台にしようものなら、歯を削るときに神経が出てしまうリスクが増えてしまいますし、部分入れ歯を入れるとなっても、歯が傾いていると着脱が難しい使い勝手の悪い入れ歯になります。

どの段階でもやりようはありますが、状況は刻々と悪くなり続けます。

噛み合わせが崩れていればいるほど元の機能を取り戻そうとするのに時間も手間もお金もかかります。問題から目をそらし放置すればするほど回復させるのに労力がかかります。

失った機能を回復させるために大きな山を越えられた方はおいしい食事、会話などを楽しめるようになりますが、乗り越えるのを諦めてしまった方は早晩総入れ歯になります。

入れ歯は自分の歯やインプラントと違い、歯肉の上に乗せて使うものです。

噛む力がかかると歯槽骨は吸収し、安定が悪くなります。

食事も難しくなり、もごもごと発音も不明瞭になるので電話が通じなくて困っているとおっしゃる方もいました。

放置は最悪です。**どんな処置であれ、とにかくきちんと体裁を整えましょう。**その処置が長持ちするかしないかは担当医に詳しく聞きましょう。ただし、特徴1を踏まえて、相談する相手を選ぶことが、あなたのその後の人生を左右します。

3　時間の管理が甘い人

これ、言わずもがなですね。やっぱり時間の管理が甘いのは、どんな本も、どんな成功した人もダメと言っています。歯科治療や予防メンテナンスに関しても、予定通りに治療が進まないと悪化していきます。メンテナンスもアポ変更ばかりだと、理想的な状況からは程遠くなります。

また、アポ変更が頻繁な方は、アポ変更がまれな方に比べてクリニック側の対応も、「そこそこ」になっていきます（どうせ今日も来ないんだろうな、という感じ）。

時間とは、自分の人生そのものです。

時間を管理できていないというのは、自分の人生を管理できていないということです。それはすなわち、自分の健康も管理できずに損なっていくのと同じこと。「仕事が忙しくて……」もよく聞きますが、あなたは雇用主の奴隷でしたでしょうか？　自分の身体のメンテナンスのためにすら、時間を割くこともできない労働環境？　それで身体を壊して働けなくなったとしても、会社役員はあなたの残りの人生を養ってはくれませんよね。自己責任と言われるのがオチでしょう。

仕事を言い訳にして、自分の身体のメンテナンスの時間を捻出できないのであれば、自分の人生を雇用主に、黙って差し出しているようなものです。

ちなみに、当院の患者さんを拝見していると、出世している方・しそうな方は、時間管理が安定しています。ドタキャン・無連絡・キャンセルはありません。そんな方はさぞ仕事もできて、社会的責任を果たしているのだろうと推測しています。ご自分の人生を、きっと計画的に管理されているのでしょう。

自分の人生の主人は、自分でなくてはいけません。他者に握らせているのは不自由だし、危険なことですね。

などと偉そうなこと言っていますが、私も若い頃は時間を管理できてなくて、自分の人生も仕事も無軌道でした。中年となった今は、時間の管理の重要性が骨身にしみて、とても気を付けるようになりました。

とはいえ、お若い方の場合は、会社を抜けて来院するのが難しいケースもあるでしょう。最近は土日に営業している歯科医院も多いので、できるだけ頑張って自分の身体のケアに計画的に時間を分配してみてください。今は面倒かもしれませんが、時間軸で見てみてください。中年以降に大きな差が出ます。

今、歯に穴が開いていようがいまいが、予防歯科に通っておくことは、あなたが男性であれば、きったねーオッサンになるか、ダンディなオジサマになれるか。あなたが女性であれば、ベチャっとしたオバハンになるか、シュッと素敵で実年齢に対して「え！　見えな〜い！」と称賛を浴びる美魔女になれるかの岐路なのです。アンチエイジングは歯科からです。奥歯がないとほうれい線が出てきます。歯周病菌の出す毒は全身にめぐり、細胞を傷付けるので早く老います。

ですから、時間を管理して予防歯科に計画的に定期的にかかりましょう。治療も予防も、**自分の時間を管理することが重要**です。

以上、削らない歯医者さんから見た、歯医者さんで失敗する人の特徴3つでした。

あなたは大丈夫でしたか？　今まで悪くなってきた、これからも悪くなり続けるのが嫌な方は、どうぞ原因を除去するための行動を起こしてみてください。「良くなろう！」と決意して、この3つの特徴に当てはまらないように行動すれば大丈夫です。

時間軸で見る歯がなくなってしまった場合の治療法

歯がなくなってしまったらどうするか。私はインプラントをおすすめします。通常の保険診療だと両隣を削って、ブリッジということをやったりします。でもブリッジにしてしまうと3本分の力を2本の根っこで受けないといけなくなります。2分の3の力がかかる。分母よりも分子の方が大きくなる。ということは、ブリッジを支えている2本の歯に過剰な負荷がかかるということです。するとブリッジを支えている2本の歯が「過労」でダメになりやすいわけです。

2本のうち1本が過労で機能しなくなると、残りの1本もあっという間に寿命が来てしまうのです。1本で3本の力を受けるのだから当然です。ブリッジがダメになると、3本まとめて歯がなくなります。インプラント以外の選択肢といえば、入れ歯しかないわけです。

入れ歯は長期安定しない

私は自分の診療に入れ歯はほぼ使いません。

入れ歯も、歯が悪くなっていく負のスパイラルを構成する要素の一つだからです。

作っても違和感で使ってもらえないことが多いですし、口の中の状態を長期に安定させるのは難しいのです。

入れ歯の場合、2本以上の残っている歯にバネをかけて安定させます。しかし、バネをかける歯は過重に耐え切れずに揺れ始め、そのうち痛くて噛めなくなって抜歯に至ります。

そして、また別の歯にバネをかけて……これを繰り返すとあっという間に総入れ歯になります。

入れ歯は歯肉の上に乗っているので、咬む力がかかると沈みます。

すると残っている自分の歯に負荷がかかります。つまり、残っている自分の歯の寿命も短くなります。

入れ歯が必要になってしまった方の場合、いきなり入れ歯になったわけではなく、ブリッジがダメになってしまった結果、インプラント以外の選択肢が入れ歯しかないので仕方なく使っている方が多いです。

そんな方は、この入れ歯以外の部分にもまた、ブリッジが複数入っていることが多いです。そして、必ず自分の歯で噛みたいので入れ歯側より残っているブリッジ側で食事をし、残っているブリッジもダメになり、左右入れ歯になります。

左右の奥歯が入れ歯になると今度は前歯がダメになっていきます。

ブリッジが左右上下に入っている方は、一つのブリッジが経年劣化した後は、一つ一つ、ブリッジが壊れては入れ歯を作り直すという総入れ歯への急行列車に乗ることになります。

私が拝見していた患者さんの例ですが、初めて拝見した時は入れ歯はご利用ではなかったです。ただ、左右上下にすでにブリッジは入っていました。

7年の間にブリッジはすべてダメになり、あっという間に総入れ歯になりました。


残った歯を痛めないように特殊な入れ歯を作ってくれる先生もいます。

特殊な技術ゆえ、上下で2~300万円が相場のようです。

インプラントがどうしても恐ろしい方はこのような入れ歯で残った歯を守りつつ長期に安定を図るのもありだと思います。


口の中は常に唾液で濡れていますし、温度の変化もpHの変化も激しい場所です。

歯には体重以上の力がかかります。

詰め物・被せ物にしろ、ブリッジにしろ入れ歯にしろ人工物をこれらの過酷な環境の中で長く保とうとすると、やはりケア・メンテナンスが必須になってきます。

家や車を購入して、なんの手入れもなく使うでしょうか？

家も車も何かしらケア・メンテナンスをしているはずです。

歯も経年劣化はあります。
その劣化の速度を緩めてあげることはできます。

ポイントは、細菌を除去してむし歯になるリスクを下げる、噛み締めるクセを治して歯に対する過剰な負荷を取り除くなどです。人によってやり方はいろいろありますが、何をしなければいけないのかというのを知っておくと良いでしょう。

患者さんだけでなく、多くの歯医者さんは、悪くなっていく流れを、止める術を知らないのです。だから、歯が割れたから抜く、穴が空いているから埋める、しかやってないのです。そうではなくて、どうしてそうなったかを知り、どうやったらその原因を取ってあげられるか、歯を長持ちさせられるかを考察し、行動していく。

それが今後悪くならない為には一番大事だと思っています。

自分でできるむし歯予防

単純な話、むし歯の餌は糖なので、「甘いもの」をいっさい口にしなければＯＫです。甘くなくても穀物やイモ類などの炭水化物は唾液アミラーゼで麦芽糖になるので避ける。果物も、おいしくするために品種改良がなされており果糖・しょ糖が多いので避ける。これだけで、かなりむし歯のリスクを下げることができます。究極、糖類・炭水化物を完全にカットしたらぽっかり穴が開いていたむし歯の進行が止まった話があるようです。

とはいえ、理論通りにできたら誰も苦労しないという話です。

私の患者さんの中にも「甘いものはやめられない」という方が結構います。

しかしこれは、嗜好の問題ではなく栄養療法で解決できます。

身体がエネルギーを作り出せない状態だと甘いもの依存になります。

むし歯が多い・歯周病が年齢のわりにひどい方は食生活が乱れていたり、炭水化物に偏った生活をしていたり。実は歯だけでなく体調も悪くなっています。体調の悪さは慢性的でそれが当たり前になっていて「全然普通です。元気です。」と自覚症状に乏しい方も多いです。

基本的に身体の状態は口腔に連動しています。

話を戻すと、甘いものをやめられず、歯が悪くなってしまう方には栄養療法の知識を使って甘いものが欲しくならない体質になってもらいます。

当院の患者さんで、甘いものを避けましょうというお話をしたら「私は酒もタバコもやらないし！　たまにおいしいものを食べて『ん〜〜〜！　おいし〜〜〜！！！』ってなることの何がいけないんですか⁉」と泣いた方がいました。

カウンセリングをして、食べるものを選んでもらい、今は甘いものは必要なくなって楽しく過ごしていますよ。

「あの時の私は甘いもの中毒だった」と述回しています。

糖を摂り過ぎると歯は悪くなります。

究極は糖質を摂るのをやめてタンパク質と油脂をエネルギー源にする、口の中のトラブルは割と少なくなります。むし歯菌は餌が少ないので「仕事」をせず歯が溶けません。タンパク質をしっかり消化・吸収できていれば、細菌の毒にやられにくい歯肉になります。

とは言っても、そこまで修行僧のように徹底することは難しいですよね。そこで歯ブラシ・歯間ブラシと、定期的な歯医者さんのメンテナンスを合わせてください。毎日ジャブジャブと糖を摂るのではなく、自分で気をつけつつ、同時に歯医者さんを使うと、むし歯や歯周病になりにくくなります。

ちなみに、糖はパッと燃えてエネルギーになりますが、すぐに鎮火してしまいます。つまり、一瞬は動くことができます。新聞紙を燃やすみたいなイメージです。燃えやすいけど、すぐに消えてしまう。

糖に対して、油脂やタンパク質は、炭を燃やすように、ずっとカンカンと燃えています。安定的にエネルギーを産生してくれます。ところが、糖ばかり摂っていると、すぐに燃えて消えてしまうから、エネルギー不足でダルくなり、またすぐに糖が欲しくなる。甘いものばかり欲しくなる人は、そういうパターンに陥っているのです。

タンパク質は意識しないと、現代人はあまり食べていません。

朝、カフェオレや砂糖入りのコーヒーを飲んで、お昼はパスタランチを食べて、夜は食事を作る気力がないからと言ってコンビニでパンを買って食べる。糖しか摂っていません。夜頑張って自炊しても野菜炒めや焼きそばの肉程度では、体を維持する為のタンパク質はまるで足りません。たまにお肉を食べても、エネルギーに変換できにくい体質になってしまいます。

では、生活をどう変えていけばいいのか。そこを勉強して、知るだけで体が動くようになります。歯科で拝見していると、男性よりも女性の方がバランスを崩している方が多いようです。女性の方が男性よりもホルモンが多いので、バランスが崩れやすいのでしょう。

歯が悪い方は食生活を見直してみると、定期検診に行くたびにむし歯治療をされるリスクを下げられます。健康増進にもお役に立ちますので栄養療法（オーソモレキュラー療法）関連の本をどうぞ手に取ってみてください。栄養療法は専門書だけでなく、著名な先生方が一般書籍もたくさん出版されていますから、人生を立て直したいとか良くしたい人は、そういった本を探して読まれたらいいと思います。

エピソード4
「削らない方が患者さんの健康を守れる」と言った時の、イケイケ歯科医師の反論

「良い治療をして患者に感謝されることこそ良い歯医者だ」

どうやら歯をきれいに削って美しいセラミックをセットしたり、インプラントなどの派手で花形な治療をしたりしてガンガン稼ぐのが、その先生の理想の診療の形のようです。

しかし、私は思うのです。

悪くならないように口腔衛生を徹底する・再治療が必要なくなるように悪くなってきた原因を除去する。

これらを徹底してこそ、治療をしたとしても最大限の効果を出せる。

逆にこれらを徹底しないで治療に着手してしまうと、想定外のトラブルが起きてしまい、患者さんに不利益が発生したり、歯科医院側にも損失が発生してしまったりということが多々あります。

例えば、「再発防止」の観念で、私がもっとも重要視しているのが栄養療法の知識です。

歯ぎしりや食いしばりで、歯が物理的に壊れていくことはよくあります。歯ぎしり、食いしばりはなぜ起きてしまうのか。知識を得て生活に氣を配っていただくことが、治療した歯

も、まだ無事なご自身の歯も守っていく第一歩となります。

歯を悪くしてしまう生活習慣を変えないと、せっかく入れたセラミックが割れたり、インプラントのネジが折れたりと患者さんはトラブルに引き続き見舞われます。

歯科医師にとっては治療終了がゴールかもしれませんが、患者さんは治療後も生活が続きます。せっかく行った治療を長く持たせたいなら、治療に注力も大切ですが「悪くなってきた原因」を探し出して生活の中から排除し、今まで無意識に行ってきた「悪くなってしまう癖・習慣」を治していく。

これらに注力すると、「今すぐ治療が必要」な歯が減ります。

せっかく施した「治療」がダメになる率も確実に下がります。

家を建てるにも、まず基礎から。

治療しては再発を繰り返すのではなく、いきなり張り切って治療せずに、まずは生活の中の歯の悪くなる原因を除去していくほうが、実は患者さんの歯や健康を守れるし、ひいては患者さんの信頼を得られクリニックの評判を守っていく近道でもあるのです。

第五章

認知症と予防歯科の親密な関係

対談

池村和歌子
今野　裕之

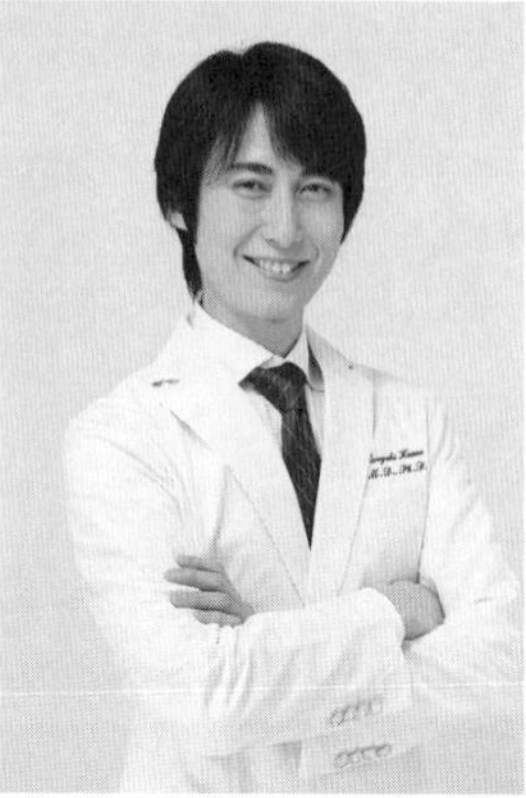

今野裕之先生プロフィール

ブレインケアクリニック名誉院長。一般社団法人日本ブレインケア・認知症予防研究所所長。博士（医学）・精神保健指定医・精神科専門医・日本抗加齢医学専門医。日本初のリコード法（アルツハイマー病の画期的治療プログラム）認定医。順天堂大学大学院卒業。慶應義塾大学病院、日本大学医学部附属板橋病院、薫風会山田病院などを経て、2016年ブレインケアクリニック開院。認知症の予防・治療に栄養療法やリコード法を取り入れ、一人ひとりの患者に合わせた診療に当たっている。

――糖分の多い食生活は認知症のリスクが高くなります（今野）

池村　まずは、今野先生が認知症を専門にされるようになった経過から教えていただけますでしょうか。

今野　はい。もともと精神科医で、大学病院や精神科の病院でずっと働いていました。そのうちに、わりと精神疾患もいろいろなお薬とか治療法が発展して、根本的に治らないまでも、かなり症状がコントロールされて普通に生活できるようになってきたのですね。
認知症に関しては、今に至るまでは根本的な治療法はなくて、対処療法しかありませんでした。具体的には抗認知症薬をだして、落ち着かなくなって不穏になったりすると、入院させて薬で落ち着かせるみたいなことしかできなかった、というところにずっと不満を感じていました。どういったことが医師としてできるのだろうということで様々な研究をした結果、予防するしかない、というふうに思いまして。それで認知症予防の研究、治療を始めたという次第です。

池村　なるほどですね。アルツハイマー病治療プログラムの中にあるリコード法については。

今野　リコード法はアメリカのデール・ブレデセンという認知症の研究者が開発し、アルツハイマー病の治療プログラムです。認知機能検査や血液検査をはじめとした様々な検査をやって、アルツハイマー病に繋がる要因を特定して、それを生活習慣指導とかサプリメントなどを活用して治していくというようなものになります。
このリコード法を知ったのは２０１４年ですが、はじめたのは、２０１６年です。２０１４年にリコード法を知った時に、自分の考えていた認知症予防にかなり近かったので、これはもう、実際にやるしかないなとすぐに思いましたが、病院だと制約があってなかなか難しいので、自分でクリニックを立ち上げてスタートしたわけです。

池村　認知症リスクの高い食生活について教えてください。

今野　まず一番は、糖分が多い食事です。精製された糖質、ブドウ糖や砂糖。そういったものが多いというのが一つ。あとは高血圧も認知症のリスクになるので、塩分の多い食事ですね。それから炎症や酸化を起こしやすい揚げ物など。それから、加工食品や添加物の多いもの。そういったものをよく摂っているケースですね。

一方で、発酵食品や食物繊維が少なかったり、タンパクが少なかったり、脳にいい油、例えばDHAとかオリーブオイルとかそういったものの摂取が少ないとか。そういった方が認知症になりやすいということになります。

逆に認知症リスクを下げるための食生活はと言いますと、世界的には地中海食といって、野菜を多く摂ってタンパク質はお魚や鶏肉とかそういったものは食べる。チーズなんかの発酵食品をよく食べて赤ワインなんかも飲むみたいな食事が世界的には認知症のリスクを下げると言われていますが、日本人の研究だと、和食に近いスタイルの食生活の人が、認知症になりにくいと言われています。

池村　例えば、納豆とか青魚ですか。

今野　そうですね。地中海食と日本食は、案外と類似点が多くて、野菜をよく食べるし、タンパク質は魚とか納豆とか大豆とか豆類が多く、発酵食品もよく食べています。

池村　先生も、やはり「予防するしかない」と考えられていらっしゃるのですね。結局、歯科もそうで、いじればいじるほど悪くなっていくっていう……。削り続けて、最後には削る歯もなくなってっていうのが必ず起こり得ることで。

今野　症状が出てきてから、ちょっと早めに何とかしたいって感じで来る人が多いです。それが少しずつ、今は症状はないんだけど、認知症リスクを減らしたいってことで来る方も増えているところです。

池村　歯科はまだまだ治療優先の先生が多いので、そもそも予防の意識が、やっぱりまだ薄い。それでも最近は、ずいぶん「予防歯科」と言われるようになってきて、気を付けようとする人は多いんですが……。定期的に来てクリーニングをするだけが予防歯科だと思っているのが、患者さんだけではなくて歯科医院の側もそういう認識が多くて、特にむし歯の進行を防ぐみたいなことにはあまり意識がないんですよね。

――同業者が治療しまくっているという現実（池村）

池村　最近、歯科の勉強会で、私が栄養療法も含めて発表した際に、「C2というレベルのむし歯は別に削らないで維持管理している」と言ったら、みんな驚いていたんですよ。そんな危険な事を、みたいな。

でも大丈夫ですよ。糖をコントロールしたりとか、メンテナンスを、バイオフィルムを除去しておけば大丈夫ですよって言うとざわついたので、その感覚がまだ日本には定着が少ないのかなと思って、治療することが自分の仕事だと信じている先生も多いと感じました。

予防したいと言って来てくれる方は有難いし、話も通じやすいです。多少悪くなって来た人に、それは出て来た結果の一つであって、元を絶たないといけませんよという話をするじゃないですか。それをもっと要領よく発信する方法がないのかなと思って、ユーチューブをはじめたり、こうして本にしようと思ってやっていますが、今野先生もそんな感じですか？

今野　そうなんですよね。病院にいるだけだと本当にこれから予防が必要な人には届かないので、まだ自覚がない人に伝えるためにはどうしたらいいのか、と言う部分は、まだ試行錯誤しています。

池村　試行錯誤しかないのかなと、今のところは思っていますよね。ＳＮＳで発信したり、他の何かをやってみても、なかなか……。結局、同業者が治療しまくっているという現実もありますからね。

今野　歯科の先生によってまだ考え方が違いますからね。発信する医師側の意思統一が出来ていないというのもあるのでしょう。その点、認知症に関しては、こういう生活習慣はリスクになりやすいというのは、だいぶ統一見解として広まってきているので、その中で意識の高い人はうちのクリニックに来始めているような感じかなと思っているところです。

――そもそも歯周病の原因は食事の中身（今野）

池村　リコード法の一つに、歯周病を持っているとか、口腔内環境が悪いというのがあるじゃないですか。そういうのももっと発信していきたいなと思っています。

今野　そもそも歯周病になるっていうところがやっぱり食事が良くないっていうところに繋がっていますよね。

池村　改善しようと思っても、もう歯がなければ、そもそも地中海食だの和食だのを噛めないという問題がありますよね。

今野　今のところ、歯も再生できないですからね。

池村　仮に再生できたとしても、同じ生活をしていたらまた駄目になるでしょうから。

今野　そうなんですよね。

池村　予防に興味のある人じゃないと、わざわざ本を読まないのかななんて思ったりもしますけど。

今野　個人的には、例えば口臭をテーマにした本があってもいいんじゃないかと思っています。

池村　はい、口臭ですね。

今野　「あなたの口、臭ってますよ」みたいな（笑）。

池村　（笑）。口臭の本も必要ですよね。通常の口臭は、歯周病治療しておけばだいたい治っていくので、当院では副産物的な扱いですけど。とはいえ、口臭があると社会的にものすごく不利ですからね。

今野　そうなんですよ。口臭ある人に、「口臭いですよ」とは言いにくいですからね。何となく避ける、ということになっていく（笑）。

池村 （笑）。歯科医師である私も言いにくいですからね。

今野 そうですよね。

池村 治療を続けていて、だいぶ口臭もマシになってきていますよと言ったら、「え？　臭かったんですか私!?」、なんてね。あまりあからさまに口臭いよ、なんて言ったらドクターハラスメントになりますし。

今野 「日本人の9割は口が臭い」とか、そういう本を書いてくださいよ（笑）。

池村 最近は、マスクでさらに酷いことになっていますからね。マスクって横から空気が漏れるじゃないですか。電車で座ったらだいたい臭いですからね。

今野 ああ、横からね。

池村 名刺を渡したいけど……、これはコンプライアンス的に大丈夫なのだろうかとか、葛藤しています（笑）。確かに口臭は人が言いにくいから、口臭外来とかやっちゃえばいいのかなって思います。

本来、歯周病菌というのが毒を出します。歯周病菌は、炎症を起こしてはみ出た血を餌にするんです。生き物は、食べたら出すじゃないですか。歯周病菌の出したものが人にとっての毒です。揮発性物質も発生します。いわば、毒ガスを出しているんですね。それが臭いんです。

人によって歯周病菌が出している毒ガスと、あと根っこの先が腐っている時の毒ガスとむし歯があって、そのむし歯の穴の中にわだかまっている細菌が出している揮発性のガスと、何種類か臭いが違って、その臭いで、この人は歯周病を持っているとか、この人は根っこが割れているんじゃないのとか、ある程度わかるんです。すごいこの人、大きいむし歯があるなとか。

今野 そこまでわかるんですね。

池村 はい。臭いの種類で。

今野 最近は口腔内の細菌、何がいるのかがわかるような機械や検査もありますから、そういう検査をやってもらうのもいいかもしれませんね。そういうのを切り口になにか……。

池村 むし歯菌の検査になりますが、むし歯ってスタートさせる菌と、進める菌と別にいて、その割合によって私は対処の仕方を変えているんですね。例えばむし歯をスタートさせる菌は多いかもしれないけど、進める菌は少ない場合は削らずケア・メンテナンスのみで経過をおいます。

――食生活を変えるだけでむし歯の進行具合に変化が（池村）

池村 普通の歯医者さんの場合、そういうのは調べないで、考察もしないで、むし歯があったらいきなり削って詰めます。そうするとむし歯をスタートさせる菌が多い場合は、詰めた際からまたむし歯になりやすいので、またむし歯ができちゃうんですよ。「またむし歯が詰めた際からできているよ」って削ってっちゃうと、また歯を大きくえぐりますので、そうやって駄目になってきているのかなって人もいますしね。

またむし歯を進める菌というのも、発酵性の炭水化物を多く口にすると活性化しやすいという傾向があります。要するに、加工度の高い糖質と言われているものですね。そのあたりの食生活を変えるだけで、むし歯の進行の具合も変わってきます。そういう発酵性の糖質を多く摂ると、脳も徐々に糖化しているんだと思うんですが、歯の中の歯髄という神経も糖化したり、埋まっている骨の歯槽骨の中も糖化したりするので、それはもう病が進行しやすくなるわけです、そうやって、二重三重に悪いことが起きる。なので、糖に洗脳されているというか、歯みがきをしっかりするから甘いものは食べさせてと泣く女性がいらっしゃいますが、それは悪い男に騙されているみたいなものですよ。と伝えます（笑）。

今野　（笑）。

池村　「歯を磨くから大丈夫」という話ではなくて、内側からやられています、という話ですよね。別の話だと、甘いものを食べると歯がしみると言う人もいますが、「食べなきゃいいじゃん」と言うと、嫌な顔をされる時があるんです。

今野　（笑）。

池村　ドックベストセメントといって、歯を削らない治療を日本に持ってきた先生から聞いた話ですが、歯髄は血管でもあるんです。そこから体液が排泄されています。

歯の表面のエナメル質の結晶の隙間から水がぷうって膨れて出ている動画も見せてもらったことがありますが、通常は外に向かって排泄されているけれども、浸透圧が変わると内側に入って来るんです。

そうすると結晶の隙間とか、ちょっと噛み締めて割れているヒビから口腔内の細菌が歯の中に逆流してしまうので、そうするともちろんむし歯も発生しやすいということもあるみたいなので、きれいに磨いていたらいいのかといったらそういう次元の話ではないんだよという話を患者さんにします。頭で理解するだけではなくて、なぜ甘いものが欲しくなってしまうのかとかそういう話もして、生活を改善してもらわないと良い結果が出にくいです。

今野 そうですね。

池村 そこを変えていかなければ、歯もボロボロになりつつ、後でボケてしまうとか。と人生もったいないことだらけですよね。

今野 本当にそうです。

――認知症の人は甘いものが好き（今野）

池村 洗脳されている人が多いから。甘いものがないと私は駄目なんだみたいな、定義がよろしくないという話を患者さんによくします。こちらの言うことを聞いてくれたら良くなるのはもう明らか。ただ、何人もそういう人を診てますけど、なかなか指導力不足で。難しいと思う方もいます。

今野 認知症になる人の多くは、甘いものが大好きですからね。ほぼ100%甘いものが好きです。で、甘いものや炭水化物を控えてください、やめてくださいと言うと、そんなんだったら死んだ方がマシだとか言う人もいます。

池村　病気になる方がマシですか（笑）。病気のご家族を看病しているっていう患者さんがいたんですが、何年にも渡っていると本当に大変で、メンテナンスしている最中にうちの衛生士に、もうクリスマスプレゼントに死んでほしいと……。

今野　終わりが見えないですからね。終わりは来るんですけど、いつ終わるかわからない。

池村　もう疲れちゃうんでしょうね。

今野　しかも、感謝されるのならまだしも、逆に怒られたりするわけでしょう。

池村　「盗んだだろう」などと言い出すのは、認知症の初期症状らしいですよね。

今野　だいたいそれが身近な家族がターゲットになるので、大変ですよ。

池村　歯科は、そういう入口というか、その兆候が、甘いものが好きって言ったら、もうボケるリスクもありますけどねって。でも残念なことに、あまり信じてもらえません。

今野　そうなのです。まだね。

池村　医科に進んじゃうと、本当に大変。そういうリスクをきちんと発信できる、ちゃんと指導できる歯科に、日常的に定期的に関わるっていうことが明らかに健康寿命を延ばすし、医療費も下げるし。もう絶対そうなんですけど、実際はなかなか難しいです。

今野　体制がなかなか整わないですよね。

池村　予防は変わらないことが目的ですから、効果が理解してもらえずくじけそうなことが多いです。

今野　でもやらないといけませんね。

池村　そうですね。予防は保険外と言うと、あからさまにテンション下がる人もいます。でもそこが一番大事だし、今時、国に全部なんとかしてもらおうと思う方が少し認識が違うんじゃないって言うと、口が悪いって言われる（笑）。

今野　まぁでも、医療費が高騰してるので、高齢者も今、1割とか2割ですけど、いずれは3割になるでしょうし、普通の人も3割では済まなくなってくる可能性もありますよね。

池村　社会保険料とか毎月まぁまぁな金額、給料から抜かれるじゃないですか。実はすごい金額ですよね。

今野　そうですよね。

池村　時代が変わってきて、追い付かないんだろうなって感じがありましたよね。

今野　そうです。そもそも安すぎますから。

――歯医者さんのお給料は歩合制の場合が多いから……（池村）

池村　歯科においては、他の先進国に比べて治療費が、ゼロ一個も二個も少ないので、そうすると何を始めるかって言ったら数をこなさないといけないと言って、どうでもいいむし歯を削りはじめるという現象が、どうしても起きてしまうので。

大きい法人の歯医者さんのミーティングなどで、「神経を取る処置を増やせ」とか、「先月売上げが少なかったからどんどん削っていきましょう」みたいな話はよく聞きますし。歯医者さんはだいたいお給料が歩合制なので、知識とか経験があまりない先生が、削れば削るほどお金がもらえるっていう危険なシステムですから、若い先生でちょっと楽しく暮らしたいなと思ったら、なんでもないレントゲン写真を患者さんに見せながら、これ、この歯、むし歯だから、今から神経取りますとかってやる奴、マジでいるんだよって、よく聞きますからね。

今野 レントゲン写真を見せられても、わからない人は多いでしょうね。

池村 ええ。私も妊婦の時に、超音波の、ここが心臓と言われても、てんでわからなかったですからね。読影できないなって(笑)。

何かその、知識格差みたいなものももちろんあるとは思うんです。でも極力知らないうちにうっかり残念なことに巻き込まれてしまうっていうのが少なくなるように、患者さんが、こういうことが医療現場で多発しているとか、こういうふうにするとそういったトラブルを避けられるみたいなものを、自分から情報を取りに行っていただくと、それだけでリスクを避けられることもあるんだけど。例えば「甘いものを食べると良くないよ」って、今時、どんなビジネス書にも書いてあるじゃないですか。

今野 そうなんですよね。

池村 日本人は、情報を取りに行き方が弱いのでしょうか。

今野　んー、何でしょうね。なかなか自分事として考えられないのは、どうしたらいいでしょうねぇ。

池村　でも、今の老人の姿、未来の自分ですよね。数年後か数十年後かわからないですけど。だって同じ生活、絶対してるじゃないですか。目の前に来ないと駄目なのかな。

今野　人間はやっぱり危機にならないと動かないっていう性質があるので。今日が大丈夫なら明日も大丈夫だろうみたいなね、そういう正常性バイヤスがあるので。

池村　よく患者さんに、あなたのこうした場合とああした場合は比べて見せられないんだけど、でもこうやった人はだいたいこうなっています、こういうふうにするとこうなっていますっていうのを、頑張って伝えようとするけど、伝わっているかはわかりません。

今野　でも先生、影響力あるんじゃないですか？　ユーチューブもだいぶ再生数が増えています。

池村　一生懸命やり続けていますが、きっかけは親知らずを抜いた動画だったので、冷やかしですよ、冷やかし（笑）。

今野　池村先生がテレビに出たら、絶対にウケそうですけどね。

池村　どうやったらテレビに出演できるでしょうか。生放送でしたら良いですが、録画だったらカットされそうですね（笑）。

話を戻すと、認知症予防のために、口の中というのは非常に大事なんだっていうことは、それこそまだ広まっている話ではないと思うんですよ。

今野　まだそうですね。一部の人は知ってるけども。

池村　なかには認知症になりたくないから歯周病治療してくださいって人もいますが、まだ稀です。

今野　ああ、やっと広まってきましたか、よかった。

池村　糖尿病と歯周病の関係みたいなのが10年前くらいにブレイクしたのかな。歯科業界とか医療人だけかもしれませんが。で、5、6年前くらいから、けっこう認知症との関わりもあるんだっていうのが、……やはり医療人だけですかねぇ。

今野　まだ医療人だけかもしれないですね。本当に何かそういう情報に敏感な人は知っているかもしれませんが。

池村　何か、やっぱり受け身ですよね、日本人の体質が。

今野　そうですね。あまり人と違うことはしたくないっていう気質もありますしね。

池村　以前に聞いた話ですが、昔から歯周病治療を頑張っている先生のところに来ていた患者さんで、定期的にメンテナンスやっていたらしいんですけど、あるタイミングで唐突に来なくなって、え、なんで、メンテナンス来てよって電話をかけたら、「同僚に、お前まだ歯医者さん通っているの？　俺なんか、もう終わったよ」と言われたそうです。

削って詰めて終わるような話ではないし、そんな治療をしていると歯が悪くなっちゃうんだけど、日本人はそうやって、周囲の人が足を引っ張ってくるから、そこを最初から患者さんにちゃんと説明しておくようにみたいな指導をされたことがあるんですよね。自分の体のことを見たこともない無資格者に判断をまかせるなんて危険！

――ボケたくなければメンテナンス（池村）

池村　とはいえ、正しい知識がないと横並び好きの日本人はそうなってしまうのもあるだろうし、治療して「ハイ！　終わり！」みたいな歯科医院もまだまだあるようなので。

小さい企業ですからね、社長の胸先三寸ですよ。やっていることなんて。来てくれた方で「削らないって書いてある歯医者さんを何件か回ったけど、やっぱりみんな治療ありきで話が進むから、基本はやっぱり削る先生ばかりよね」って言ってくれる方もいらっしゃるので、でもそれを私が言うといやらしくなるので、どうやって発信したらいいかちょっと今、悩んでいるところです。

今野　でも、先生の治療法を発信する分には全然いいんじゃないですか？　こういうことやってますと。

池村　はい。結局、続けるしかないですよね。

今野　そうですね。

池村　ボケたくなければ、メンテナンスするしかないのですよ。ボケた場合のリコード法じゃなくて、普通の保険適用の治療の場合だと、どういう化学薬品を身体に入れられて、だいたい何年くらいで完全に脳が壊れるみたいなのってあります?

今野　平均的には、アルツハイマーだったら10年くらいと言われています。ただ、個人差が本当に大きくて、なかなか言いにくいところですが。

お薬に関しては、抗認知症薬っていうのが一応、四種類あるわけですけど、どれも進行を遅らせるというレベルなので、人によって効き方が違うんですよね。で、薬が効くかどうかっていうのは使ってみないとわからないし、使って副作用が出たりする場合もあったりするので、なかなか難しいです、その判断は。効いているかどうかっていうことになると。

池村　ちなみに、副作用はどんなものが出るんです?

今野　有名なところだと、アリセプトっていういうものは、けっこうイライラしたり、興奮しやすくなりますね。性格が怒りっぽくなったとかね。あとは胃腸症状とか下痢とか、まあそういった場合に出ることもありますし。

メマリーっていうのだけがちょっと違う作用機序(薬が治療効果に及ぼす仕組みのこと)なんです。こちらの方は、副作用としては日中も少しボーっとしたりとか、どちらかと言うと鎮静系なんですよね。あと、ふらついたりとか、心臓の方の症状が出たりとか、やはり何かしら副作用は出ることはけっこうあります。

池村　ボケると、性格が変わって急に好戦的になるとかよく聞きますね。

今野　はい。ボケが原因で性格が変わることもあるし、お薬が原因で変わることもあるということですね。

池村　ボケを防ぐ薬でボケと似た症状が出てしまう。どうしたことだろう。

今野　そう感じることもあります。ですから、できることならあまり使いたくはないんですが、今のところ保険診療で来たらそれしか手がないですから。現実的には、副作用が出ない程度に出している感じです。

池村　やっぱり対処療法の嵐ですよね

今野　そうですね。

池村　保険診療以外だと、どういった効果が、検査も含めてありますか？

今野　例えば私がやっている治療だと、認知機能検査も保険適用じゃないものがあって、うちはPCを使った認知機能検査で、詳しく認知機能調べていますということと、血液検査も、保険だとその病名に合わせた項目しか検査出来ませんけれども、自由診療だとそういうことはなく、制約がないので、うちは70種類とか80種類とか、それくらいの項目数を一度に調べることが出来ます。

その他にも有害金属、例えば水銀とか鉛とかそういうものが、どのくらい身体に溜まっているかを診る検査があります。あとはカビですね。カビがどのくらい身体の中に入っているか、そんな検査もあったりしますし、

それと大気汚染。プラスチック、マイクロプラスチックの材料であるとか、そういったものが

どのくらい入っているかとか、あとミトコンドリアの機能はどうかとか、本当に今、いろいろな検査がありますから、そういったものを提供できます。

池村　最近、昼寝が長いと認知症になるっていうデータ、今野先生のフェイスブックでしたっけ？

今野　ぼくも何か出している気はしますが、それは多分、筑波大学の朝田先生の研究かと思います。まあ30分以内の昼寝であれば、認知症のリスクを下げられますけども、長過ぎるのは逆に良くないと。認知症になりやすい。

池村　どういう理由があるんでしょうか。

今野　一つは眠り過ぎているっていうことが、生態のリズムを乱してしまって睡眠が浅くなってしまっていると。睡眠が浅くなると、脳の老廃物を排出する機構が働かなくなるので、アミロイドβみたいなものが溜まりやすくなるっていうこともあるでしょうし、認知症等の脳の問題が増えてくると、睡眠のリズムが乱れて、逆に、結果として昼寝が増えてしまうということもあるかもしれません。

池村　歯科って勤務時間が長くて、朝から夜の7時とか8時とかまでやっているところも多くて、場合によっては9時までとかね。で、お昼休みに椅子で寝ている人とかけっこういるんですよ、あまり寝かさない方がいいんですかね（笑）。

今野　やはり、寝かしちゃうと夜の睡眠に響きますから。若くても30分程度の仮眠にとどめておくのが健康にはいいですね。

――日本人は水銀が溜まりやすい（今野）

池村　私、エネルギー産生にものすごく難があって、ミトコンドリアの活性とか知りたいなと思いましたね。歯科の人ってだいたい水銀汚染が酷いんです。何も知らないうちに水銀をさんざん削っていましたから。水銀というか、アマルガムをね。（※重金属汚染があるとエネルギー産生がうまくできなくなる＝疲れやすい）

今野　そうですよね。そういう場合は尿有機酸検査がお勧めです。それは歯科でもできるんじゃないですか？

池村　アメリカに送る検査ですか？

今野　はい。

池村　一回、溝口クリニック（栄養療法で有名なクリニック）でやりましたけど、出ましたね。けっこう出ました。髪の毛はあまり出てないようでしたが、溜まってるねと言われました。

今野　それは、オリゴスキャンの方ですか？　髪の毛で出るやつ？

池村　尿です。オリゴスキャンは鈍いからあまり良くないかもと言われて、でも抗加齢医学会などでオリゴスキャンもちろんやりましたけど、水銀は歯科業界の人間にはだいたい溜まっていると言われました（笑）。

今野　そもそも日本人は、水銀が溜まりやすいですからね。マグロとか、カツオとか。そういうものに水銀が多いことがありますから。ですから、世界的にも日本は水銀が多いという話は有名です。

水銀が多く溜まると、有名なのは水俣病ですよね。一番酷いとああいう感じになっちゃいますよね。まあそこまでいかなくても神経に障害が出てくることがあります。

池村　アマルガム除去を、宇宙に降り立つような格好で、やる流派があるんです。医療もけっこう宗教っぽいなと思っていて、いろいろなこと言う偉い先生を教祖にして、下にその先生の理論に従う信者の先生がついていくと。栄養療法もそういう傾向があるじゃないですか？

今野　そうですね。何派かあります。

池村　何先生、何先生みたいな。いろいろな先生について勉強してもいいのかもしれないけど、その教祖の先生がどこに重点を置くかによるかと思うんですが、場合によっては、今まで習っていた先生と真逆のことを習うこともあるので、勉強をし過ぎて何もできなくなる先生も見たことがあります。もったいないですよね。

アマルガムを安全にとる勉強会などで動画を観せてもらったのですが、脳内に水銀が入っていくと、……軸索と言いましたっけ？　あれが全部壊れていく動画を観せられて怖〜いって。だから損傷が少ないように、先生方は宇宙に降り立つみたいな格好で削り、患者さんは点滴をされながら、キレーションとビタミンCを入れられながら削るっていう動画があって（笑）。

今野　ぼくも観たことあります。

池村　ガチのアメリカ系なので、鉄（サプリメント）は駄目と言ったり。

今野　でも、アメリカはみんな、鉄を摂ってますからね、食品から。そういう文化とか背景の違いも考えないといけないなと思って。あと、アメリカの健康に良い食事というのは、肥満の人を痩せさせようっていうコンセプトなので、基本的な考えじゃないですか。だからリコード法の食事も原点通りに、教科書通りにやったら、みなさん、日本の高齢者が激痩せしちゃってですね(笑)。

池村　もともと痩せているのに(笑)。

今野　そんなこともあったりしますね。

池村　案外、国民性も関係するのかなって思いますよね。

今野　そうですね。

池村　考古学なんかで、昔、出土した昔の人の骨とか調べたら、農耕がはじまったらむし歯率が24%、農耕が始まる前は2・4%ぐらい。日本列島は果物とか木の実が多かったから、2・8%だみたいに書いてあったんですよね。やっぱりある程度、糖ですよね。どうしても。

今野　そうです。食べ物で脳の働きが変わってくるので、そういう話はもっと啓蒙していかないといけないなと思います。

池村　あとは、けっこう前から「医科・歯科の連携」と言われているけど、実際はあんまり連携していないじゃないですか。何か別のところで勉強して、あまり噂も来ないという向きがありますが、もうちょっと連携をとる方法はないでしょうか。

今野 そうですね。何かこう医者同士だと、この症状はこの科かなみたいな感じで送りますが、我々は歯科の勉強をあまりしてないので、こういう時に歯科に送った方がいいっていう、その引き出しというか、知識があまりないんです。例えば歯ぎしりとか、そういう症状があれば、歯科の先生に送ろうと思いますけど、そういうお互いの知識の欠如ってあるんでしょうね、きっと。

池村 歯科も本当に流派がいっぱいありますからね。

今野 そうなのですね。池村先生みたいな人がやってくれると思って予防歯科のところに送ったら、違うことされるなんてありそうですね。

——同じ「歯科医院」でも、どうしたら違いがわかってもらえるのか（池村）

池村 ありますね、それはあるんですね。ホリエモンとか孫正義さんとかが、「今時、歯科検診を3ヶ月に1回歯科に行かない奴はビジネスマンとして失格だ」くらいのことを言ってくれる時があるみたいです。だけど残念ながら、どういった感じの歯科に行ってまでは指示がないから。

今野 それはね、なかなか言い切れないですからね。

池村 ホリエモンはファンが多くて、「ホリエモンが言っていたから歯医者に行ったんですよ」って。ところが、やられたことが激痛過ぎて、こんなに痛いこと3ヶ月に1回なんてとても無理だと言って、「ここは痛くないのでしょ？」ということでお越しにになった方が何人かいらっしゃいました。もちろんうちは痛くないですよ。医療法上、看板「歯科医院」しかないですからね、どうしたら違いがわかってもらえるのかなって、未だにわかってないですけど。

今野 ホリエモンが、池村先生と対談してくれたらいいのに。

池村 そうですよね。私もホリエモンと対談をしてみたいです（笑）。それと、栄養療法をやっている歯科の先生は、必然的に医科のことなどを無理矢理勉強する流れになっているじゃないですか。医科の先生がもう少し歯科に興味をもってくれたらなぁと、いつも思います。

今野 そうですねー。うん。まあ何かね、最近導入したアルツハイマーズリンクスっていう血液検査ですけど、それがその口腔内の病原菌の抗体の有無を調べられるので、そういう検査が広まってくれると、じゃあちょっと歯科に診てもらおうかって流れになりそうなんですよね。

池村 それはいいですね。ランニングコストは、いくらくらいのものですか。

今野 残念ながらランニングコストはけっこう高いです。現状では20数万かかるので。原価も高いですから。なので、それはちょっとすぐには広まらないかもしれませんけど、そんなに高い検査でなくても、歯周病菌の検査キットとか、市販ももうされるようになってきていますよね。そういうキットがありますよと宣伝していくと、キットをやってくれたら、もう少し歯科に興味が向いてくるのかな、という気もします。

歯周病はいろいろな病気に関わっているという話は、もうだいぶエビデンスがあるので、そういう切り口でセミナーや広告をやったらいいのかもしれないですね。

池村　今は無くなってしまいましたが、以前、指先をついて血を出して、ここから歯周病の菌の抗体をはかるという検査があったんです。

今野　菌血症の検査ですね。

池村　はい。菌血症になっているので。まあ菌というより抗体ですが。40歳も過ぎると、皆さんほぼ血中からPG菌（悪性の歯周病菌）出てましたよ。残念なことに、その検査はなぜか無くなっちゃった。今こそ必要なのに。何にしても、本当に日本人は不健康過ぎ（笑）。長生きしていてもずっと10年くらい介護されている人達ばかりじゃないですか。

――『ボケたら幸せになれるらしいよ』って（笑）（池村）

今野　平均寿命ばかり延びてね。

池村　生きていても、ボケていたら家族に迷惑をかけて……。

今野　そうなのです。逆に身体がいろいろと障害があっても、脳が元気ならいろいろ出来ますから、今の時代。

池村　口が達者な患者さんにボケないためにと話したことがあるんです。すると、「恍惚の人」っていう本があるんだよと。ボケたら幸せになれるらしいよと言われて、キーってなったことがあります（笑）。

今野　本人はいいかもしれないけど周りは大変です。

池村　迷惑をかけますからね。最後まで自分を保って死にたいじゃないですか。

今野　せっかく財産貯めたとしてもボケちゃったら自分でもう、どうにも出来なくなりますからね。

池村　親族に全部むしられて終わりですよ。

今野　親族で骨肉の争いが起こるでしょうね、分配の。

池村　災いの種を残すだけになっちゃいますからね。

今野　そうなんです。

池村　最後まで自分で自分のこと責任とらないと。

今野　きちんとしていってほしいですよね。

池村　そう。そのためには、やはり食べるものも気をつけないといけないし、カビも良くないから家も掃除しないといけないし。口の中も細菌が湧かないようにしないといけないですよね。

　それと、本当に良くない話ですが、菌だから抗生物質だろうと言って、口の中に抗生物質を溜めたマウスピースをつけさせたり、抗生物質を飲ませてっていう歯周内科もいて。そういうことをやる先生もいるんですけど、共存している相手を薬で一時的に叩いたところで、歯ブラシが下手だと、あっという間に増えますから、その辺のバランスっていうか、薬でなんとかしようっていう考え方を、もう日本人は取っ払わないといけないですね。

今野　そう思います。

池村　人がなんとかしてくれると考えるのは、本当に良くないと思います。誰も何もしてくれません。薬も何もしてくれません。自分で責任もってやる、っていう感じですね。健康は水や空気と一緒で、元々そこにあるものだと思っている人が多いけど、やっぱり維持管理するにはそれなりに投資していかないといけないですし。

今野　そうなんです。

池村　何もしないと目減りしていく一方で、そこら辺に売っているものを売られているからと思って、のべつ幕無しに食べていたら、だいたい酷い目に合います。で、責任は最後に自分で負うどころか周りに迷惑かけることもありますからね。

今野　たしかに、そうですよねぇ。

池村　そこをものすごく言いたいです。普段から言ってはいるけど、もっと大きく言いたいなと思いますね。

　結局、歯周病や認知症、糖尿病などは、根は同じ話です。西洋医学って何科、何科って分かれているから、なんならここ痛いけど、何科にかかったらいいかわからないみたいな話があるくらい細分化されていますけど、根は一緒ですよね?

今野　根は一緒です。健康法はわりと一種類なんですよね。どの病気にも共通することです。

池村　食事を変えるとか、筋肉を鍛えるとかね。

今野　そこを外すといろいろ病気になってしまいますよね。

池村　それを、原因を除去しないで対処療法だけやっていても、薬が増えていく一方なのに。

今野　そうですね。土台がしっかりしていないビルみたいなもので。

池村　血圧を下げる薬を飲んでも、また別の病気になるわけですし、歯だけ削っていても絶対あとでまたトラブルが発生しますし。対処療法は絶対にダメ！　だと思っています。

結局、予防医学って、歯科もそうですけど、対処療法で適当に何か処置して終わりではなくて、何でそうなっているのかっていうのを探って、生活の中に絶対原因があるから、それを除去していくのが一番大事ですって言ってるけれど、まだ今の日本のレベルだと理解出来ない人もけっこういるのがストレスだなと感じています。

今野　でも、けっこう本屋さんへ行くと、なんとかの健康法とか、最強の健康法とか。興味のある人はいっぱいいるんですけどね。

池村　この間、ＢＯＯＫ　ＯＦＦへ行ってパフォーマンスを上げるみたいな本、三冊くらいペラって見ましたが、絶対にタンパク質とか糖質オフって書いてありますもんね。

今野　だいたいそうですね。

池村　ＢＯＯＫ　ＯＦＦってもう流れて来たものじゃないですか。それでもそういうのが蔓延しているのなら、もうそろそろ、もう一息かな。

今野　サプリメントすごい売れてるし、健康に対する意識は前と比べれば高まっているけども、正しい方はまだ伝わってないなっていう状況ですね。

池村　サプリメントを薦めても、自分で好きに飲んでるのがありますからとか言われると、そこでもう色々話すのが面倒くさくなるっていう癖がありますけれど（笑）。ちゃんと教えてあげたら良くなる人が多いので予防プログラムにガッチリ入れないとって思います。

話し始めると長くなるから、臨床の場ではなかなか言いかねて。ユーチューブでも何処まで言っていいのかわからないっていう……。誰もが見られる媒体ですからね。未だに手探りではあります。

今野　その意味でも、この本が、先生の本がきっかけでまたちょっと変わってくるといいですけどね。

池村　ひたすら手探りですが、ちょっとずつでも進めばいいなと。わかってくれる人が、正しい知識を持って行動できる人が増えたらいいなと思っています。とはいえ、そういうことは今野先生も日々やっていらっしゃいますよね？

今野　やっています。亀の歩みのようですけど。徐々に。でもまあ少しずつ活動範囲が広がったり、僅かずつでも報われつつあるかな、という印象ですね。

池村　これから更に今野先生とどんな新しい連携ができるか楽しみです。今回初めて対談という形でさせていただきましたけれども、別の方法もないか、これからも探っていきたいなと思いますので、ぜひ力を貸していただければ嬉しいです。

そういえば、コロナ前にブレインケアで理事の先生達で持ち回りでセミナーやろうって言っていたのに、コロナ騒ぎでなくなっちゃったんですよね。

今野 そうですよね。それで、最近はまたまた違うところからセミナーやってくれないかみたいな話もきていて、予防法をテーマにしたものなので、そちらの方の話が上手く進みそうだったら先生にもぜひご講壇いただければと思います。

池村 ぜひぜひ、よろしくお願いします。

今野 そうですか。ぜひぜひ、よろしくお願いします。

池村 本日はお忙しい中、ありがとうございました。

今野 ありがとうございました。

あとがき

令和3年、医療費が40兆円を超えたそうです。ここから下がることはないでしょう。それどころかさらに大きな金額になり、国庫を圧迫していくでしょう。それにしても、まさに桁違いの金額に、今さらながら驚きを禁じ得ません。

「クスリで良くなる」「治療でよくなる」

思い込みとは本当に怖いものですが、もしもそのような考えをお持ちでしたら、そろそろその考えを変えてみるのはいかがでしょうか。対症療法では誰も良くなりませんし、天文学的な医療費ばかりが増加して、何も良いことはありません。歯は削って治療しても良くならないことはこの本全てでお伝えしてきました。

そもそも、なるべく医療に頼らない生活をすることが、もっとも大切なことです。そのためには健康な体を維持することが一番重要です。健康な体を維持するためには、治療優先ではなく、予防中心の歯科が一番大切であると伝えていきたいと考え、出版することを決意しました。と同時に、歯科業界の「歯は悪くなるもの」「むし歯はすぐに削らないと」といった「治療」しか存在しないかのような雰囲気を変えていきたいのです。北欧では、むし歯になっていなくても、定期的に歯科でメンテナンスを行なっています。日本でも、早くそうなってほしいと願っています。

「削ることによって歯は悪くなる」

このことを、どうぞ覚えておいてください。そのために予防歯科がありますから。

日本はここ30年、ずっとデフレです。失われた20年だとか30年だとか言っています。断言しますが、安さにこだわり続ける限り、今後「失われる」年月は続くことでしょう。安く買われる商品やサービスを提供している会社は、利益が出せないので従業員の給料を上げることができません。取引先を値切るかもしれません。すると、その取引先の会社も利益が出せないので、やはり賃上げは難しいでしょう。巡り巡って自分の勤めている会社も賃上げする利益を確保できないのかもしれません。

実は「給料が安い」と言っている方は、自分が土壌を作っているかもしれないのです。「風が吹けば桶屋が儲かる」の逆バージョンですね。

100円均一はありがたいですが、世界はインフレで、東南アジア諸国のダイソーの金額はすでに300円だと聞きました。「日本はすでに安い国」は10年以上前から聞いていますが、今もまだ安い国を爆走しています。

かつての技術立国は今や見る影もなく、携帯電話もパソコンも薬も外国産ばかり。このままだと日本はますます困窮していく恐れがあります。

私は経済の専門医ではありませんが、歯科業界にいて実感し続けていることがあります。

そこで、国民が貧しくなり続けてきた要因の一つを、歯科業界の視点からお伝えします。

日本には先人が作り上げてくれた本当に素晴らしいシステムがあります。保険制度です。窓口の負担金が少なくすむので、他国のようにお金がないから救急車に乗れない・お金がないから歯がない、または日本昔話のように「お金がないからおっかあの薬も買えねえだ」みたいなことはありません。

しかし実は、窓口負担が少ないだけで、残りは別の形で徴収されています。そしてその徴収されている社会保障費は、年々増えているのです。

１９７０年の社会保障費は所得の５・８％だったのが、２０２０年には33・６％にまで上昇しています。

給与の額面が20万の人であれば、１９７０年当時は手取りは19万でしたが、しかし２０２０年には13万になってしまいました。

医療を無駄に消費すればするほど、「足りない」「足りない」と社会保障費が増額され、自分の手取りも減っているのです。

「医療を無駄に消費」とはどういうことかというと、医科においては生活習慣病で延々と薬を飲み続けることです。

生活習慣病は、「生活習慣」が病気の元なのだから生活を変えれば治ります。薬はいりません。そして歯科においては、再発を繰り返す治療を漫然と繰り返すことです。むし歯治療や歯周病は生活習慣病でもありますし、細菌感染症でもあります。要するに、対策をとれば治療が必要なくなることも多いわけですね。

しかし、医科も歯科も対策を取らずに対症療法を繰り返しているのが現状です。極端な言い方をすると、保険診療は対症療法しかできません。

そして、医科も歯科も保険診療による収益でクリニックを経営していこうとすると、必定、対症療法しかできなくなるのです。

歯科は、保険診療の報酬が他の先進国よりもゼロが一つも二つも少ないので、安い診療報酬で経営を維持しようとなると何しろ数をこなさないといけないという現実があります。患者さんに情報提供をする間も惜しみ、削らなくても良い歯を毎日何人も削り……、それでも経営するにはギリギリの売り上げです。

そうすると、スタッフの昇給も難しくなります。

余裕を持った人数は雇用できません。いつもギリギリの人数で診療にあたるので、誰かが休むと診療が回らなくなります。スタッフは遠慮して有休も使えません。

なるべく多く患者さんを削らないと経営難に陥るのでアポイントも余裕なくぎちぎちに詰めます。だから誰か遅刻してきた、誰かの治療が予定よりも長引いた、などがあればあっという間にアポイントが押してしまい、予定通りにいらしてくれる患者さんも待たせてしまいます。

次は、利益を確保するために歯を作ってくれる歯科技工士さんに支払う技工料も値切りはじめます。しまいには日本の歯科技工士の国家資格を持たない中国の歯科技工所に外注して、詰め物被せ物に発がん性物質が混入する騒ぎも過去にあったほどです。

歯科技工士は歯科医院から安さを強要され過ぎて利益を出しにくく、絶滅危惧種状態。

歯科助手（無資格）や歯科衛生士（国家資格）も歯科医院という零細企業に勤めるデメリットを嫌がり、普通のＯＬさんになる方が多いので、歯科業界は今や大変な人手不足です。

すると給与を高く提示しないと人が集まらないので、歯科医院は人件費が膨らみ経営がますます悪化。

ここまでくれば、「貧すれば鈍する」という言葉通りに、治療に使う材料を安価で粗悪なものに変えるなど粗利確保に走ったり、診療報酬を稼ぐためにますます必要のない治療を施し始めたり。削ることに血道を上げないといけないので患者さんに情報提供どころではありません。

ですから、「歯医者さんに色々相談したいけど、まったく話すスキがない」と感じている方が多いように思います。

そのようなクリニックは保険診療を選択する患者さんが多いので、数をこなさないと利益が出せませんから、たぶん話す暇などないのでしょう。実際のところ、保険診療には「歯科医師に相談」は診療報酬がないので、時間を取られてもタダ働きになります。

通常、専門家の知識を得るためには相談料が発生するはずですが、歯科の保険診療では「初診料・再診料に含まれる」となっています。または損得なしで「患者さんの為に」と時間を取って相談に乗ったとしても、感謝もされず「あの態度が気に入らなかった」「失礼だ」とネットに口コミを書かれることさえあります。

であれば、診療報酬がつくむし歯治療を話もせずに一生懸命やるのが経営としては正しい姿になります。

安さを求めて保険診療を選ぶから、再発必至の治療をされるし、歯科で働くスタッフの人数もギリギリだから院内オペレーションが回りにくくアポイントを取っているのにものすごく待たされるし、待ったわりに診療は15分、などご自身の受けられるサービスも劣化してしまうのです。

今の日本の歯科は、負のスパイラルに陥っています。

良くなる予定のない症状に対症療法にお金を使い続けることが、今の斜陽の日本を作りまた給与が上がらない要因の一つだと私は認識しています。

そろそろ、目先の金額が安いと言うだけで良くならないことにお金を使うのをやめましょう。

根本的に解決する・自分の身体の為に本当に大切な予防にお金を使っていけば、経済は周りだし、巡り巡ってあなたの給料も上がり、きっと日本全体が良くなっていくでしょう。

歯科医師と患者さんの人間関係について

歯科医師と患者さんも人間関係です。

結論から言うと、わがままや無茶な要求をする患者さんは、良い結果が出ません。また、遅刻をする患者さんや、スケジュール変更が多い患者さんも良い結果は出ないでしょう。当院だけでなく、ほとんどのクリニックは患者さんが良くなるための提案をします。(「良くなる」の定義はさておいて)。テキトーな処置をしても、良い結果が出ませんから。

そして、一生懸命に患者さんをよくしようとする先生ほど、「一口腔単位の治療」を意識するので、バラ売りはしません。なぜなら、中途半端にいじればいじるほど、おかしくなるのがわかっているからです。

歯は右がおかしくなれば、左もおかしくなるし、逆もまたそう。患者さん的には「ここだけ悪い」と思っていても、実は、全体的におかしくなっていることも多いのです。それを、「この治療だけやってほしい」、「それはヤダ」、「とれたのだけつけて」と、治る見込みのないことを要求されるのは、真面目にやっている歯科医師にとっては屈辱的なことです。逆に、断片的な治療の依頼を「はいはーい」と請け負う歯科医師は、ヤブかもしれませんよ。

また、遅刻やスケジュールの変更が多い方は、治療が予定通りにいかないので、クオリティが下がります。遅刻やスケジュール変更が多いのに、さらに「○○までには海外に行かないといけない」、「引っ越しで他県に行く」と治療機関の短縮を要求されたり、急に来院されて、「次の仕事があるから45分で終わらせてほしい」など、急かしたりする患者さんはさらにクオリティが下がります。

ご相談のアポを取っていないのに、思い付きで突然来院し、他の方の診療中の歯科医師に面会を求める患者さんもまれですがいらっしゃいます。

今、あなたに時間があったとしても、先生も同じように時間があるでしょうか？

真面目な歯科医師は結果にコミットしているので、クオリティが下がる状態で仕事をするのが嫌です。

つまり、「この患者さん、ヤダな」と思います。

そう思いながらも表情には出せないので、渋々治療を続けていきますが、患者さんのご希望により必要なことをむりやり省略したり、やっていなかったりすると、必ずトラブルが起きるのです。また、他に良い治療法があってもトラブルを避けるために提案しなくなります。場合によっては患者さんとのトラブル回避の為に「もうこの治療法しかないです！」と、結果が明確にわかる治療だけを提案され、歯を削られたり、抜かれたりする可能性も高まります。

もちろん、患者さん側にもいろいろご都合はあると思います。しかし、歯科医師も意思がある人間なのです。人間関係が良好でないと、お互い不幸な結果が出がちです。治療法に納得がいかない、もっと詳しく知りたい場合は、お金を払ってカウンセリングの時間を取ってもらいましょう。一回に45分しか取れないのならば、もっと頻繁に来院はできないでしょうか？

急にいらっしゃる前に、「行きたい」とご連絡を頂くことは難しいでしょうか？　私たちは、カルテのチェックや、準備をしないといけません。

お越しになれない場合は、前もってご連絡を頂くことは難しいことでしょうか？　あなたのための準備が無駄になりますし、その時間に他のお困りの方をご案内できたはずです。ご予約の際に「次回は2時間かかりますよ」とお伝えしているのですが、当日に「1時間で出たい」というのは、ご予約の時にはわからなかったでしょうか？

もしもどこかへ旅立つ時期が決まっているのでしたら、通院開始をもっと早めることはできないでしょうか？

あなたの治療の為に、歯科医院は道具を用意して、あなたの時間を確保して待っています。1時間かかるとお時間を確保しているのに、お見えになるのが15分過ぎだと、治療は急がないといけません。つまりクオリティが下がります。また、歯科治療は区切りの良いところで終わらないといけないので、遅れて来ると確保していた時間からはみ出してしまい、時間通りにいらしてくださる他の方のお時間を圧迫してしまうこともあります。

仮にあなたが、「あの歯医者はとんでもなかった！　恨んでやる！」と思っている歯科医院があったとして、（もちろん「やべーな！」という歯科医院もたくさんありますが）もし可能であれば前述のようなことをしていないか思い返してみてください。歯科医院側はそのような患者さんの治療は、やりにくいと思っています。

これを読んで、人間関係がうまくいっている、お互いを大切に思いあっている患者さんは「そりゃそうだ」とおっしゃってくださるでしょうし、そうでもない患者さんは、「勝手なことばっかり並べやがって」と思われるのでしょうか。

この二者は、先日読んだ森田洋 医師の「人は家畜になっても生き残る道を選ぶのか」という本に引用されていた「ちきりん氏」の『徹底的に考えてリノベをしたら、みんなに伝えたくなった50のこと』という本の中の「取引の2類型」の考え方で理解できます。世の中の取引には「等価な価値を交換する取引」と「両者で共に創出した価値を分け合う共同プロジェクト型の取引」があるというのです。

これを読み、「治療」の納品をただ待っている患者さんはとてもやりにくく、良い結果も出にくい。逆に「共同プロジェクト型」の患者さんとはとても良い関係ができていることに気付いたのです。

歯が悪くなってしまうのは、実は患者さんご自身が歯を大切にする方法を知らなかったので悪くしてしまったのです。であれば、悪くしてきた習慣を患者さんご自身に変えてもらわないとどんなに良い治療を歯科医師が施したとしてもまた悪くなってしまいます。

それを、「お金払ってるんだから」「来てやってるんだから」という認識だと、応急処置はできたとしても良くなりようがないのです。

口腔は内臓です。
内臓に触るということは、あまねく外科処置です。
歯科治療はすべてオペなのです。

オペは準備万端で行わないといけません。準備万端にできない場合は危険ですので行わないのが吉だと思っています。読者の方にはこのようなことを意識して通院していただけたら、お互いに良い関係を築くことができ、ひいては健康な体を維持していくことが可能となるのです。

最後までお読みいただき、ありがとうございます。

参考文献

・アレルギーの9割は腸で治る！クスリに頼らない免疫力のつくり方/藤田紘一郎/だいわ文庫
・「脳の栄養不足」が老化を早める！/溝口徹/青春出版社
・最強の栄養療法「オーソモレキュラー」入門/溝口徹/光文社新書
・まず白米をやめなさい！/溝口徹/あさ出版
・花粉症は1週間で治る！/溝口徹/さくら舎
・食べて若返る実践版 脳の栄養不足が老化を早める！/溝口徹/青春出版社
・「女性の脳」からストレスを消す食事/溝口徹/知的生きかた文庫
・炭水化物が人類を滅ぼす/夏井睦/光文社新書
・患者よ、医者から逃げろ/夏井睦/光文社新書
・ビタミンCの大量摂取がカゼを防ぎ、がんに効く/生田哲/講談社＋α新書
・食べ物を変えれば脳が変わる/生田哲/PHP新書
・世にも恐ろしい「糖質制限ダイエット」/幕内秀夫/講談社＋α新書
・病気にならない女性は「カタカナ食」を食べない/幕内秀夫/講談社＋α新書
・1食100円「病気にならない」食事/幕内秀夫/講談社＋α新書
・賢い食べ物は免疫力を上げる/上野川修/講談社＋α新書
・糖尿病はご飯よりステーキを食べなさい/牧田善二/講談社＋α新書
・アルツハイマーは脳の糖尿病だった/森下竜一・桐山秀樹/青春出版社
・うつ・パニックは「鉄」不足が原因だった/藤川徳美/光文社新書
・ココロの不調回復　食べてうつぬけ/奥平智之/主婦の友社
・成功する子は食べ物が9割/細川モモ・宇野薫/主婦の友社
・口の中を見れば全身の病気がわかる/島本英治/幻冬舎
・知識ゼロでも楽しく読める！たんぱく質のしくみ/佐々木一/西東社
・砂糖は体も心も狂わせる/高尾利数/PEGASUS
・二十世紀の疾病低血糖症/高尾利数/PEGASUS
・コレステロールに薬はいらない！/浜六郎/角川書店
・美肌になれる栄養セラピー/定真理子・山本博意/マイナビ

・40歳からヤセ体質に変わる！栄養セラピー／
定真理子・深瀬洋子／青春文庫
・図で見てわかる栄養セラピー　妊娠体質に変わる食事／
定真理子・北野原正高
・女性ホルモン力がアップする食べ方があった／
定真理子・北野原正高／青春出版社
・しつこい疲れを引き起こす　副腎疲労は自分で治す！／
本間良子・本間龍介／祥伝社黄金文庫
・できる男の老けない習慣／平野敦之／青春出版社
・女性の悩みが消える老けない習慣／平野敦之／青春出版社
・本当は怖い「糖質制限」／岡本卓／祥伝社新庫
・なにをどれだけ食べたらよいか。／柴田博／ゴルフダイジェスト社
・ここがおかしい　日本人の栄養の常識／柴田博／技術評論社
・「砂糖」をやめれば10歳若返る！／白澤卓二／ベスト新書
・白米中毒／白澤卓二／アスペクト
・100歳まで病気にならないメディカル・ロイテリ菌／白澤卓二／笠倉出版社
・甘いもの中毒／宗田哲男／朝日新書
・「ケトン体」こそ人類最強上、最強の薬である／宗田哲男／KANZEN
・なぜマーガリンは体に悪いのか？／山田豊文／廣済堂
・コレステロール・血圧・血糖値下げるな危険！！
薬があなたの体をダメにする／大櫛陽一／永岡書店
・ボケない人の最強の食事術／今野裕之／青春出版社
・口の中をみれば寿命がわかる／波多野尚樹／小学館
・江部先生、「糖質制限は危ない」って本当ですか？／江部康二／洋泉社
・隠れアスペルガーという才能／吉濱ツトム／ベスト新書
・アルツハイマー病真実と終焉／デール・ブレデセン・白澤卓二／ソシム
・小麦は食べるな！／ウイリアム・デイビス・白澤卓二
・サプリメントの正体／田村忠司／東洋経済
・ガン細胞が消える！QOLが上がる！
超高濃度ビタミンC点滴療法ハンドブック／柳澤厚生／角川MG
・糖質制限の真実／山田悟／幻冬舎新書
・薬に頼らず血糖値を下げる方法／水野雅登／アチーブメント出版

・男と女、すれ違う心をつなぐ処方箋
食卓で黙り込む夫婦は長生きできない/姫野友美/学研
・これを知っても食べますか？野菜畑のウラ側/松下一郎/ゴマブックス
・糖質オフするならどっち？/大柳珠美/宝島社
・糖質制限に役立つ　糖質量ハンドブック/大柳珠美/主婦の友社
・医学不要論/内海聡/三五館
・消化管は泣いています/内藤裕二/ダイヤモンド社
・きれいな肌をつくるなら赤いお肉を食べなさい/柴亜伊子/柴亜伊子
・クヨクヨからすっきりへ、こころのクセを変えるコツ/姫野友美/大和出版
・医者は口を診ない、歯医者口しか診ない/相田能輝/医薬経済社
・病と健康のよろず相談書/木村専太郎/青春出版社
・医師も実践している子供が丈夫になる食事/
櫻本美輪子・定真理子/ワニブックス
・病気の根を抜く医療/堀口裕・島袋隆/APIX
・名医は虫歯を削らない/小峰一雄/竹書房
・グルタチオン点滴でパーキンソン病を治す/柳澤厚生/ワトソン環
・あなたの体は9割が細菌/アランナ・コリン/河出書房新社
・糖質革命/櫻本薫・櫻本美輪子/宝島社
・サプリメントの正体/田村忠司/東洋経済
・「ケトン体」こそ人類史上、最強の薬である/宗田哲男/KANZEN
・新ビタミンCと健康/村田晃/共立出版
・50歳からは肉、ときどき野菜が正解。/定真理子・溝口徹/マイナビ
・自然食の裏側/三好基晴/かんき出版
・「私」に還る処方箋/溝口徹/文芸社
・細胞内診療/旭丘光志/メタモル出版
・口の中に毒がある/釣部人裕/ダイナミックセラーズ
・肉食女子の肌は、なぜきれいなのか？/森谷宜朋/幻冬舎
・糖質制限で頭が良い子になる三島塾のすごい子育て/
三島学/かんき出版
・歯科から全身の健康を考える　ワンランク上の予防歯科/
多田大樹/医創社
・そのサプリ、危険です！/柴田丞/経済界

・病に勝つからだをつくる/若山利文/日新報道
・歯医者が虫歯を作ってる/長尾周格/三五館
・究極の万能薬/トーマス・E・レビー /スピック
・奇跡のマグネシウム/Dr,キャロリン・ディーン/熊本出版文化会館
・歯科からはじめるアンチエイジング栄養学/
森永宏喜/デンタルダイヤモンド社
・命の入り口　心の入り口//西日本新聞社
・唾液はなんでも知っている/宮西ナオ子/三五館
・人は家畜になっても生き残る道を選ぶのか/森田洋一/
南日本ヘルスリサーチラボ
・医者が飲まない薬　誰にも言えなかった「真実」/鳥集徹/宝島社
・奇跡の有機ゲルマニウム/中村篤史/キラジェンヌ
・世界一騙されやすい日本人～演技性パーソナリティ時代の到来/
和田秀樹/ブックマン社
・図解　成功する人は食べるものが違う！/姫野友美/ベストセラーズ
・サラダ油が脳を殺す…「錆び」から身体を守る/山嶋哲盛/
河出書房新書
・マスク社会が危ない
子どもの発達に「毎日マスク」はどう影響するか？/明和政子/宝島社
・図解　腎臓が寿命を決める/黒尾誠/幻冬舎
・ウイルス学者の絶望/宮沢孝幸/宝島社
・免疫力が上がるアルカリ性体質になる食べ方
すべての病気の原因は酸性体質にあった！/小峰一雄/ユサブル
・世界で最初に飢えるのは日本/鈴木宣弘/講談社
・［復刻版］医療殺戮/ユースタス・マリンズ/ヒカルランド
・病と健康のよろず相談書/木村専太郎/青春出版社

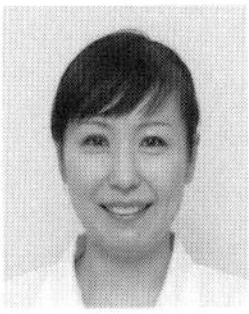

池村　和歌子（いけむら　わかこ）

神田中央通りいけむら歯科　院長
日本ブレインケア認知症予防研究所　理事
アンチエイジング歯科学会、日本顎咬合学会、点滴療法研究会認定医

「全身の健康は口腔の健康から」が信条。

2013年に「そもそも治療に至らないために必要なことを提案する」をコンセプトにした「神田中央通りいけむら歯科」を開設。

スウェーデン式の予防歯科や歯周病治療と、栄養療法、POIC研究会などの知識や技術を使い、歯を削られないためには何をするべきかを、自身のクリニック内だけでなく歯科医師向けの勉強会や患者さん向けの勉強会、YouTubeチャンネル「歯は内臓チャンネル」で発信している。

神田中央通りいけむら歯科

歯は内臓！チャンネル

ご存知ですか?
身体の健康は口内環境と直結しています

あなたの歯は、なぜ削られてしまうのか?

発行日　2023年6月28日　第一刷発行

著　者　池村和歌子

編　集　渡辺末美（イマジン・イマジン）

発行人　籠宮啓輔

発行所　有限会社太陽出版
〒113-0033　東京都文京区本郷3-43-8
電話 03-3814-0471／FAX 03-3814-2366

印刷所　有限会社米子プリント社
〒683-0845　鳥取県米子市旗ヶ崎2218
電話 0859-22-2155／FAX 0859-22-2157

Printed in Japan　ISBN 978-4-86723-136-4